JN235027

構音訓練のためのドリルブック

改訂第2版

岡崎恵子
船山美奈子　編著

今井智子
大平章子
加藤正子
川田順子
竹下圭子
三浦真弓
山下夕香里　著

協同医書出版社

まえがき

　『構音訓練のためのドリルブック』は平成7年9月に初版が出版されたので，それ以来，すでに10年余を経過したことになる．本書は，幸い増刷を重ね，病院，福祉施設，教育施設など構音障害を扱う施設において，広く利用されてきた．本書が，構音障害に悩む方たちのお役に立って来ていることは，初版に携わった著者らの望外の喜びである．

　しかしながら，この間に，日本語の語彙や文に変化があり，本書に収録した語彙や文が現在の用例にあわないものが含まれるようになってきたことなどから，数年前より本書の改訂の必要性について考えるようになった．初版時にかかわった日本音声言語医学会言語委員会に属した口蓋裂言語小委員会・機能性構音障害小委員会は解散し，語彙収集の中心となった田野口二三子氏を失うという不幸な出来事があった．そこで，かつての著者らの中から新たに執筆者を募って，2年前に本書の改訂に着手した．収録した語彙は約8500，文は約2300という膨大な数であり，そのひとつひとつについて，訓練用語として適切かどうか，また，幼児や学童にも理解できるかどうかを検討した．そのために，小学校の国語や音楽の教科書で使用されている語彙も選定の材料とした．これらの作業は，著者ら全員で分担して行ったが，中でも竹下圭子氏には出版社との交渉，大平章子氏にはすべての語彙についての詳細な検討，川田順子氏には本書に挿入した挿し絵の選定作業の中心になっていただいた．

　初版から大きく変更されたのは，音の編集の順序である．今回は，利用する方々の利便性を考慮して，日本語の五十音にならって編集した．しかしながら，構音訓練を系統的に行うには，日本語語音についての音声学的理解を基礎とする必要がある．したがって，本書の利用にあたっては，使用の手引き，特に，日本語の音声学的特徴と五十音の章を十分に理解した上で本書を利用していただきたい．

　このような経過をたどって完成した『構音訓練のためのドリルブック 改訂第2版』なので，できるだけ様々な領域で，構音訓練に携わる方々のお役に立つことを願って

いる．また，構音訓練担当者だけではなく，さらに広く，構音障害以外の言語障害の領域においても利用していただければ幸いである．

最後に，本書の改訂にあたってご理解，ご支援をいただいた協同医書出版社社長木下攝氏ならびに出版業務に携わってくださった関川宏氏に感謝の意を表する．

平成18年夏

編者　岡崎　恵子
船山美奈子

著者一覧

今井 智子
北海道医療大学名誉教授

大平 章子
元・杉並区立こども発達センター

○岡崎 恵子
元・昭和大学医学部 形成外科

加藤 正子
元・昭和大学医学部 形成外科

川田 順子
元・東京小児療育病院 言語聴覚科

竹下 圭子
元・神奈川県立こども医療センター 発達支援科 言語聴覚室

○船山 美奈子
元・国立身体障害者リハビリテーションセンター 学院 言語聴覚学科

三浦 真弓
元・熊本機能病院 総合リハビリテーション部 言語聴覚療法課

山下 夕香里
元・帝京平成大学 健康メディカル学部 言語聴覚学科

（五十音順，○は編著者）

使用の手引き

1 本書の目的
2 語・文の選定
3 語・文の配列の順序
4 日本語語音の音声学的特徴と五十音
5 イラストについて

1 本書の目的

　構音訓練の過程で利用できる訓練用の語，文のサンプルを提供するのが本書の目的である．したがって，すべての日本語語音に対応する語の収集と選別，文の作成を行い，索引しやすいように音別にまとめた．

2 語・文の選定

　構音訓練の対象となることの多い幼児や小学校低学年の児童が使用しやすい語や，理解しやすい内容の文であることを第一の選定基準にした．したがって，小学校の国語教科書も参考とし，名詞に加えて形容詞や動詞も採用した．さらに，年長児や成人の訓練に使用することも考慮して一部語彙の範囲を広げてある．なお，アニメーションのキャラクター，商品名，固有名詞などは基本的に除外の対象としたが，該当音の語の候補が少ないところでは，時を経て広く定着して使われているミッキーマウスや世界的に著名なピカソのような語を例外として対象に含めた．また，特定の音を繰り返し使うことができる便利な語として序数詞（11，12，13，……など），助数詞（数量を表す語，例：1台，2台，……の「台」，1個，2個，……の「個」など），系列語（月曜日，火曜日，……，日曜日．親指，人差し指，……，小指など）などもリストに加えた．語リスト内では＊印がついている語で，これらの語の用例を巻末に付けたので参照されたい．

　本書の使用に当たっては，訓練対象者の年齢や発達段階，訓練の段階に合せて適切な語・文を選択使用していただきたい．

　また，語音の弁別・同定などの課題作成の素材としても利用できる

3 語・文の配列の順序

1) 音の配列の順序

本書では索引の便宜を考慮して五十音順を採用した．五十音の順で音ごとに語のリストと文のリストを配列した．詳しい並び順は見出し一覧を参照されたい．

2) 語の配列の順序

語リストは，該当音節が語頭にあるもの（語頭音節語），語尾にあるもの（語尾音節語），語中にあるもの（語中音節語）の順にまとめて配置した．

語頭音節語，語尾音節語，語中音節語の分類は，語を分割して発音できる最小のまとまりである音節の単位で処理した．五十音表示のかな文字1字の音と音節の単位はいくつかの例外を除いて対応しているが，語尾音節の処理にはこの例外が関係するので以下に問題となる例を挙げる．

①「ん」で終わる音節が語尾音節である語

「ん」は単独で音節とはならない．み<u>かん</u>，だい<u>こん</u>などの下線の部分は音節でひとまとまりの動作で発音されるので，みかんは「か」の，だいこんは「こ」の語尾音節語に含めた．

②**長母音で終わる音節が語尾音節である語**

長母音の後半（または引き音）は単独で音節とはならない．またかな文字表示と音とは一致しない．と<u>けい</u> [ke:]，はく<u>ちょう</u> [tʃoː] などの下線の部分は長母音の音節で [ ] 内表記のように母音を伸ばして発音し，かな表示のとおりには発音しない．この例のように語尾音節が長母音で終わる語は，かな表示の語尾の文字によるのではなく発音に基づいて，とけいは「け」の，はくちょうは「ちょ」の語尾音節語に含めた．

それぞれの群内での語の配列は，短い語から長い語の順に，同じ長さの語は五十音順を基本に配列した．

3) 文の配列の順序

短い文から長い文への順序で配列した．

4 日本語語音の音声学的特徴と五十音

　五十音順の音配列は，前述の通り索引の便宜を優先して採用したもので，それぞれの音が構音器官のどの部分でどのように作られるかという構音（調音）の特徴すなわち音声学的特徴に基づく配列とは異なる視点からの配列である．構音障害は語音の構音の障害である．構音訓練を系統的に組み立て実施するためには，日本語語音の構音（調音）についての知識すなわち音声学の知識が基礎となるが，各語音の音声学的特徴について詳細に述べることは本書の趣旨を超えるので，基本的事柄のみを表および図で示すにとどめる．前述のとおり，音声学は構音訓練の実践の基礎となる領域である．詳しくは音声学の成書を参照されることをお勧めする．

　表1と表2は日本語の語音の種類とそれぞれの音の音声学的特徴を表しており，表3は五十音表示に音声記号を付記したもので，表1，表2と表3を照合することにより，五十音の音声学的特徴を一覧できる．

　母音の特徴は表1の通り，舌の前後・高低の位置と口唇の丸めの有無（円唇—非円唇）で表され，各母音は表中の音声記号で表記される．

　子音は表2の通り，調音法，調音点，声の有無（有声—無声）の視点から分類される．縦軸の調音法とは調音の過程で声道を通る空気の流れがどの程度阻害されるかを表し，横軸の調音点は声道のどの部分で空気の流れが阻害されるかを表す．表中に記載されている記号はそれぞれの語音の表記に用いられる音声記号である．半母音は，空気の流れの阻害の程度がゆるい音で母音と子音の中間の音であるが，その役割から子音に分類されている．

表1　日本語の母音

かな表示	音声表記	調音特徴
あ	a	非円唇低母音
い	i	非円唇前舌高母音
う	ɯ	非円唇奥舌高母音
え	e	非円唇前舌中母音
お	o	円唇奥舌中母音

出典　国際交流基金日本語国際センター・編：教師用日本語教育ハンドブック6 発音，改訂版．凡人社，1989．

表2 日本語の子音

調音法		両唇音	歯(茎)音	歯茎－硬口蓋音	硬口蓋音	軟口蓋音	口蓋垂音	声門音
鼻音	有声音	m	n	ɲ		ŋ*①	N*④	
破裂音	無声音	p	t			k		
	有声音	b	d			g		
摩擦音	無声音	ɸ	s	ʃ	ç			h
	有声音		z*③	ʒ*③				
破擦音	無声音		ts	tʃ				
	有声音		dz*③	dʒ*③				
はじき音	有声音		ɾ					
半母音	有声音	w			j	(w)		

出典 国際交流基金日本語国際センター・編：教師用日本語教育ハンドブック6 発音，改訂版．凡人社，1989．一部改変．

表3 五十音と拗音の音声表記

あ行	a	i	ɯ	e	o			
か行	ka	ki	kɯ	ke	ko	kja	kjɯ	kjo
が行	ga	gi	gɯ	ge	go	gja	gjɯ	gjo
が行*①	ŋa	ŋi	ŋɯ	ŋe	ŋo	ŋja	ŋjɯ	ŋjo
さ行	sa	ʃi	sɯ	se	so	ʃa	ʃɯ	ʃo
ざ行	dza*③	dʒi*②③	dzɯ*②③	dze*③	dzo*③	dʒa*②③	dʒɯ*②③	dʒo*②③
た行	ta	tʃi	tsɯ	te	to	tʃa	tʃɯ	tʃo
だ行	da	dʒi*②	dzɯ*②	de	do	dʒa*②	dʒɯ*②	dʒo*②
な行	na	ɲi	nɯ	ne	no	ɲa	ɲɯ	ɲo
は行	ha	çi	ɸɯ	he	ho	ça	çɯ	ço
ば行	ba	bi	bɯ	be	bo	bja	bjɯ	bjo
ぱ行	pa	pi	pɯ	pe	po	pja	pjɯ	pjo
ま行	ma	mi	mɯ	me	mo	mja	mjɯ	mjo
や行	ja		jɯ		jo			
ら行	ɾa	ɾi	ɾɯ	ɾe	ɾo	ɾja	ɾjɯ	ɾjo
わ行	wa							
ん*④	N							

出典 風間喜代三，他：言語学，第2版．東京大学出版会，2004．一部改変．

表中の日本語語音の音声表記＊印音についての解説

①[g] と [ŋ]

　が行の子音は[g]の他に鼻濁音と呼ばれる[ŋ]の音がある．語頭のが行音は鼻濁音にならない．鼻濁音になるのは先行する音があるときであるが，必ず[ŋ]となるわけではない．[ŋ]の使用には地域差があり，また年齢による差が大きいとも言われている．意味上の違いを区別する音の違いではないが，構音訓練に携わる立場からは[g]と[ŋ]との音の違いを認識していることが必要と考える．

②「じ」と「ぢ」，「ず」と「づ」

　「じ」と「ぢ」，「じゃ」と「ぢゃ」，「じゅ」と「ぢゅ」，「じょ」と「ぢょ」，「ず」と「づ」は，かな文字表記上は異なるが音の区別はない．破擦音に分類され，「じ」と「ぢ」の子音は[dʒ]，「ず」と「づ」の子音は[dz]で表記される．

③[dz] と [z]，[dʒ] と [ʒ]

　「ざ，ず，ぜ，ぞ」の子音は[dz]で，「じ，じゃ，じゅ，じょ」の子音は[dʒ]で表記される．しかし，日常の自然な発話の場合，母音間ではそれぞれ摩擦音の[z]，[ʒ]と発音されることが多いので，表2には両者を併記した．表3では，煩雑さを避けるため[z]，[ʒ]の表記は省略した．

④「ん」

　「ん」は表中では[N]で表記されているが，後続音に同化して変化する音である．次に来る音が両唇音のときは[m]に（**と**んぼ [tombo]），歯(茎)音のときは[n]に（**パ**ンダ [panda]），歯茎−硬口蓋音のときは[ɲ]に（**こ**んにゃく [koɲɲaku]），軟口蓋音のときは[ŋ]に（**だ**んご [daŋo]），母音のときは鼻母音に（**ほ**んを [hoõ.o]），後続音がないときは[N]に（**ほ**ん [hoN]）なるなどの変化がある．

　なお，前述の通り「ん」は他の五十音と異なり単独で音節を成さないが，「ん」の特殊性を考慮し，五十音音節順の語および文のリストの最後に「ん」の項目を設けた．

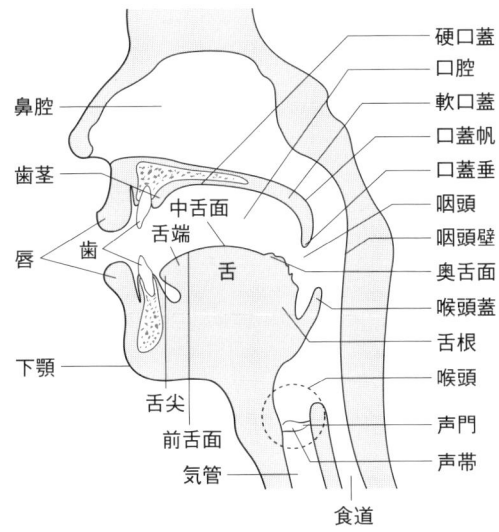

出典　風間喜代三，他：言語学，第2版．東京大学出版会，2004．一部改変．

図1　構音器官の図

表1，表2に用いられている母音および子音の特徴を表す調音器官の部位を図示した．

5　イラストについて

　語レベルの構音訓練では絵を教材に用いることが多い．音ごとに集められた多様な絵の教材が必要とされている．本書では絵に十分な紙面を割くことは出来なかったが，幼児にも使える語彙のイラストを可能な範囲で載せることにした．使用上の便宜のため，イラストの索引を巻末に付けた．訓練用教材として活用していただきたい．

参考図書
風間喜代三，他：言語学，第2版．東京大学出版会，2004.
窪薗晴夫：日本語の音声．岩波書店，1999.
国際交流基金日本語国際センター・編：教師用日本語教育ハンドブック6 発音，改訂版．凡人社，1989.
斎藤純男：日本語音声学入門，改訂版．三省堂，2006.

注：「調音」と「構音」は，喉頭から口および鼻に到る声道にある諸器官を用いて空気の流れを操
　　作し言語音をつくる過程を表すほぼ同義の用語である．言語学，音声学では調音が，医学，言
　　語病理学では構音が用いられことが多い．

単語・文

あいうえお	あ
かきくけこ きゃきゅきょ	か
がぎぐげご ぎゃぎゅぎょ	が
さしすせそ しゃしゅしょ	さ
ざじずぜぞ じゃじゅじょ	ざ
たちつてと ちゃちゅちょ	た
だでど	だ
なにぬねの にゃにゅにょ	な
はひふへほ ひゃひゅひょ	は
ばびぶべぼ びゃびゅびょ	ば
ぱぴぷぺぽ ぴゃぴゅぴょ	ぱ
まみむめも みゃみゅみょ	ま
やゆよ	や
らりるれろ りゃりゅりょ	ら
わん	わ

あ [a]

あ（語頭）

あお	あか	あき	あさ
あし	あせ	あな	あめ
あり	アイス	あいて	あくしゅ
あくび	あける	あした	アジア
あそぶ	あたま	あつい	あなた
あひる	あまい	あいさつ	アイデア
アイロン	あかちゃん*	あかるい	あさがお
あさって	あしあと	アパート	アメリカ
アルバム	あかとんぼ	あたたかい	あまのがわ
ありがとう	アンパイア	あとかたづけ	アイススケート

あ（語尾）

ドア	ペア	クリア	ココア
ずあん	スコア	ストア	ダリア
マニア	イタリア	エクレア	カトレア
カナリア	グラビア	たくあん	パパイア
ババロア	ピラニア	インテリア	スキーウェア
フリージア	ボランティア	ポインセチア	サービスエリア

あ（語中）

きあい	ぐあい	コアラ	しあい
しあげ	てあて	ピアノ	よあけ
かぎあな	かけあし	かなあみ	からあげ
しあわせ	しりあい	たこあげ	つきあい
ひやあせ	ぶあつい	ほらあな	まえあし
みずあび	うしろあし	さかあがり	さつまあげ
たすけあい	できあがり	はなしあい	まちあわせ
みずあそび	ドライアイス	ノックアウト	まちあいしつ

あ（文）

あした あのこに あやまろう

あつい ココアで あたたまる

あわてて ドアを あけました

あたまや てあしを あらいます

あめの なかを あひるが あるく

あさは あかるく あいさつ しよう

あめが あがったら あそびに いこう

あせが あとから あとから あふれでる

あのゲーム クリア できたら ひとあんしん

あとで あそこを あんないして あげましょう

あの あしあとは あらいぐまの あしあとです

あそんだ あとは あとかたづけを わすれません

あかおにも あおおにも あたまに つのが ある

あしの てあての あいだ ずっと ふあんでした

ピアノに あわせて ペアの カナリアが うたいます

あなたと あくしゅして ありがとうの あいさつです

あしたは あのこと あそこで みずあそびを します

あいずが あったら かけあしで あつまってください

あの あんずの アイスは あまり あまくありません

まちあいしつの ドアを あけて あっちで あそびましょう

あのこは あいいろの ふくと あおい くつが にあいます

あまり あついので あさから アイスクリームを たべました

アイロンは あつくて あぶないから あっちで あそびなさい

あかい えんぴつと あおい おりがみを あなたに あげましょう

い [i]

い（語頭）

いえ	いか	いけ	いし
いす	いと	いぬ	いね
いっしょ	いたい	いちご	いつも
いなか	いのち	いるか	いけない
いじわる	いたずら	いちばん	いのしし
いっぱい	いもうと	いりぐち	いれもの
いろいろ	いろがみ	いそがしい	いちりんしゃ
インタビュー	いただきます	いちねんせい	インターネット

い（語尾）

かい	こい	パイ	あつい
あまい	こわい	せかい	たかい
ちゅうい	におい	にかい	はやい
やさい	あじさい	あんない	おしまい
おととい	きょうだい	こうたい	こづかい
しっぱい	しゅくだい	しんぱい	ちょうだい
てつだい	トナカイ	バイバイ	はんたい
まちがい	おもしろい	かみしばい	うんどうかい

い（語中）

アイス	あいて	かいしゃ	クイズ
すいか	たいこ	ダイヤ	トイレ
ナイフ	マイク	あいさつ	アイロン
おいしい	かいがら	かいじゅう	かいだん
かいもの	さいころ	サイレン	だいこん
たいせつ	ただいま	まいにち	ライオン
こいのぼり	くるまいす	すいようび	ほいくえん
フライパン	ハイキング	カレーライス	サンドイッチ

い（文）

いよいよ　しあいが　ちかづいた
かいがら　ざいくを　しています
くろい　さいふを　ひろいました
くらい　トイレは　とても　こわい
あかい　いちごを　いっぱい　たべた
いいことが　いっぱい　あると　いい
いけに　いしを　なげては　いけない
いっしょに　かいものに　いきましょう
こづかいは　だいじに　つかいましょう
もういちど　かいがんに　いってみたい
いきものの　いのちを　たいせつに　する
かわいい　いもうとは　いま　いっさいです
いじわるも　いたずらも　しては　いけない
この　さいころは　いつも　いちしか　でない
いもうとは　まいにち　おいもを　たべています
あかい　いちごは　あまい　いい　においが　する
あたまのいい　イルカは　いろいろな　げいが　できる
いなかに　いくと　たのしいことが　いっぱい　あります
かいだんを　のぼって　にかいに　あんない　してください
あのいえには　いつも　いいにおいの　はなが　さいています
しろい　いぬと　くろい　いぬは　いつも　いっしょに　いる
あのひとは　いつも　いそがしい　いそがしいと　いっています
イギリスと　イタリアに　いちど　いってみたいと　おもいます
すいぞくかんに　おもしろい　イルカショーを　みに　いきました

う [ɯ]

う（語頭）

うえ	うし	うそ	うた
うで	うに	うま	うみ
うめ	うり	うがい	うさぎ
うしろ	うすい	うちわ	うちゅう
うどん	うなぎ	うわぎ	うっかり
うぐいす	うけつけ	うそつき	うたごえ
うっとり	うなずく	うまれる	うらぐち
うるさい	うれしい	うんてん	うえきばち
うきぶくろ	うつくしい	うんてんしゅ	うんどうかい

う（語尾）

あう	かう	あらう	いわう
おもう	かよう	きらう	ごうう
さそう	しまう	そろう	つかう
であう	ならう	にあう	ねらう
ばいう	はらう	ひろう	もらう
らいう	わらう	あじわう	おこなう
つきそう	てつだう	よそおう	たすけあう
すれちがう	はなしあう	ぼうふうう	むかいあう

う（語中）

アウト	こうし	こうま	たうえ
ねうち	こうさぎ	したうち	しまうま
セイウチ	たけうま	とびうお	はちうえ
ブラウス	みぎうで	みずうみ	やすうり
アナウンス	カウボーイ	こもりうた	しうんてん
しろうさぎ	まくのうち	アナウンサー	てうちうどん
なみうちぎわ	ノックアウト	ボーイスカウト	ミッキーマウス

う（文）

うみの　うたを　うたいます

うえの　うりばで　うっている

うさぎが　うまれて　うれしいな

こうまが　うろうろ　うごきまわる

うちゅうで　うまれた　ウルトラマン

うらの　うめのきで　うぐいすが　なく

うらの　たんぼで　たうえを　てつだう

うみの　うえを　とびうおが　とびはねる

やすうりで　ブラウスと　うわぎを　かう

うけつけの　うしろに　うらぐちが　ある

うるさい　はえを　うちわで　おいはらう

うれしいときは　うたを　うたいましょう

ちかいうちに　うちゅうせんを　うちあげる

この　うどんやの　うどんは　とても　うまい

うぐいすの　うつくしい　こえに　うっとりする

うすぐらい　やねうらで　うわぎを　みうしなう

うさぎの　もようの　ブラウスが　よく　にあう

うどんやは　うすぐらいうちから　うどんを　うつ

うちでは　うしと　うまと　うさぎを　かっています

ボーイスカウトで　たけうまの　のりかたを　ならう

アナウンサーが　うれしい　ニュースを　アナウンス

はちうえの　うめのきに　うめのはなが　さきそろう

ごはんの　うえに　こうめの　うめぼしを　のせました

みずうみの　レストハウスで　うなどんを　たべました

え [e]

え（語頭）

えき	えさ	えだ	えび
えら	えり	えいが	えがお
えくぼ	えいご	エース	えのぐ
えほん	えもの	エジプト	えだまめ
えはがき	えいよう	エプロン	えんがわ
エンジン	えんそく	えんちょう	えんとつ
えんにち	えんばん	えんぴつ	えかきうた
エスキモー	エレベーター	えんどうまめ	エスカレーター

え（語尾）

いえ	うえ	こえ	ちえ
つえ	なえ	はえ	ふえ
まえ	いいえ	かげえ	きがえ
きりえ	こたえ	さざえ	たうえ
つくえ	でまえ	なまえ	ぬりえ
むかえ	いちえん*	うたごえ	うでまえ
えきまえ	おおごえ	かけごえ	くちぶえ
こうえん	すいえい	なきごえ	のりかえ
もようがえ	ようちえん	わらいごえ	どうぶつえん

え（語中）

うえき	かえで	かえる	こえだ
ピエロ	まえば	おしえる	きこえる
こたえる	しかえし	つたえる	ねがえり
ほほえみ	まえあし	あまがえる	いきかえり
うえきばち	かえりみち	かぞえうた	ドラえもん
やえざくら	ゆうえんち	さやえんどう	ちゅうがえり
かんがえる	いろえんぴつ	ぼうえんきょう	じんこうえいせい

え（文）

いえに　かえって　きがえます

えきで　えきべんを　かえばいい

えびの　えを　えほんで　みました

えんえん　ないて　おうちへ　かえる

こえを　そろえて　かけごえ　かける

ほほえむ　えがおに　えくぼが　みえる

まえばが　えいきゅうしに　はえかわる

いろえんぴつで　かえるの　えを　かいた

えのぐと　えんぴつを　とりかえましょう

かえるの　こえが　たえまなく　きこえた

えんがわで　うえきばちに　うえかえます

えきまえの　こうえんから　えんとつが　みえる

えんちょうは　えきで　えんじを　でむかえます

どうぶつえんへの　えんそくは　えんき　された

つくえの　うえで　ドラえもんの　えを　かいた

ようちえんで　ふえの　えんそうかいが　あります

エイエイオーと　おうえんの　こえが　きこえます

あまがえるが　まえあしで　ちゅうがえりを　する

ぼうえんきょうで　じんこうえいせいが　よく　みえる

ようちえんから　ドラえもんの　えいがを　みに　いきました

ようちえんの　えんそくは　ゆうえんちか　どうぶつえんです

ほいくえんの　いきかえりに　こうえんの　まえを　とおります

つくえの　うえの　えはがきを　かえりに　ポストに　いれてください

えきまで　おむかえに　いって　えがおで　「おかえりなさい」と　いいました

お [o]

お（語頭）

おに	おちゃ	おおい	おかし
おそい	おちば	おとこ	おとな
おなか	おなじ	おばけ	おみせ
おもい	おもちゃ	おやつ	おわり
おいしい	おおきい	おうさま	おしえる
おしばな	おしまい	おつかい	おとうと
おにぎり	おはよう	おもいで	おりがみ
オレンジ	おんがく	おかあさん	おくりもの
おとうさん	おもしろい	おめでとう	オリンピック

お（語尾）

あお	かお	さお	しお
えがお	カカオ	かつお	すなお
ねがお	ビデオ	ラジオ	あさがお
ごましお	スタジオ	ステレオ	たけざお
つりざお	とびうお	なきがお	はつおん
ピノキオ	ひるがお	まっさお	まるがお
ライオン	ろくおん	ゆうがお	カメレオン
しらんかお	とくいがお	はながつお	ものほしざお

お（語中）

あおい	あおば	かおり	しおり
タオル	におい	やおや	あおおに
あおぞら	あかおに	あしおと	いきおい
くつおと	しおあじ	ちちおや	にがおえ
のりおり	はやおき	みおくり	ものおき
オリオンざ	しおひがり	なかなおり	バイオリン
ぼんおどり	ゆきおとこ	よこだおし	たいおんけい

お（文）

おおきな おにを おしたおす

おこった かおは おそろしい

おとなと おなじ おかずです

おいしい おすしを おすそわけ

おちばが おがわに おちました

おもての おおかぜ おさまった

おしばなの しおりを おくります

おもいおもいに おりがみを おる

おにわに おちてた おにの めん

おとといは おそくまで おきていた

おりづるの おりかたを おそわった

オレンジの おいしい においが します

おおきな おとで おおかみを おいはらおう

ごましおの おおきな おにぎり おいしいね

ものおきに ふるい おもちゃが おいてある

おっとっと オットセイが ボールを おとした

おくびょうな あおおには ものおとに おどろいた

おかあさんに やおやまで おつかいを たのまれた

ピノキオが おんがくに あわせて おどりを おどる

おんなのこと おとこのこで おにごっこを しています

はやおきして あおい あさがおで おしばなを つくろう

おうじの おとうさんは おうさまで おかあさんは おきさきさまです

おじさんも おばさんも いきおいよく おきあがって おはようと いう

おとなりの おじいさんと おばあさんが おもしろい おどりを おどっている

あ行（文）

あおい あじさいを うえました
あまくて おいしい ウエファース
あなたの えがおが いちばん うれしい
えきの うらに おおきな いえが ある
おつかいの かえりに のらいぬに あう
あさ おきると いえに こうさぎが いた
うるさくて ピアノの おとが きこえない
うんどうかいでは あかぐみを おうえんした
あおい そらに こいのぼりが およいでいます
あひるの おやこが いけで みずあび しています
ものおきにある つくえと いすを うごかして ください
あまり おそく なると うちの ひとが しんぱい します
うたや えは おしまいにして あとかたづけを しましょう
うんどうかいが おわると いよいよ あきの えんそくです
こうまは いきおいよく はねて かけあしで かえりました
いちばん うえの おねえさんは ピアノが とても うまい
いえに かえったら てと かおを あらい うがいを します
おおあめに あったので おおいそぎで うちに かえりました
えいごの うたを うたいながら あるいて いえに かえります
うちの まえで あそんでいると おおきな いぬが ほえました
あめふりの ひには ながぐつを はいて あそぶと おもしろい
うらの じんじゃから あきまつりの たいこの おとが きこえます
ライオンの ほえる こえが きこえて こわい おもいを しています
いもうとと おとうとは いえの うらに ある ほいくえんに かよっています

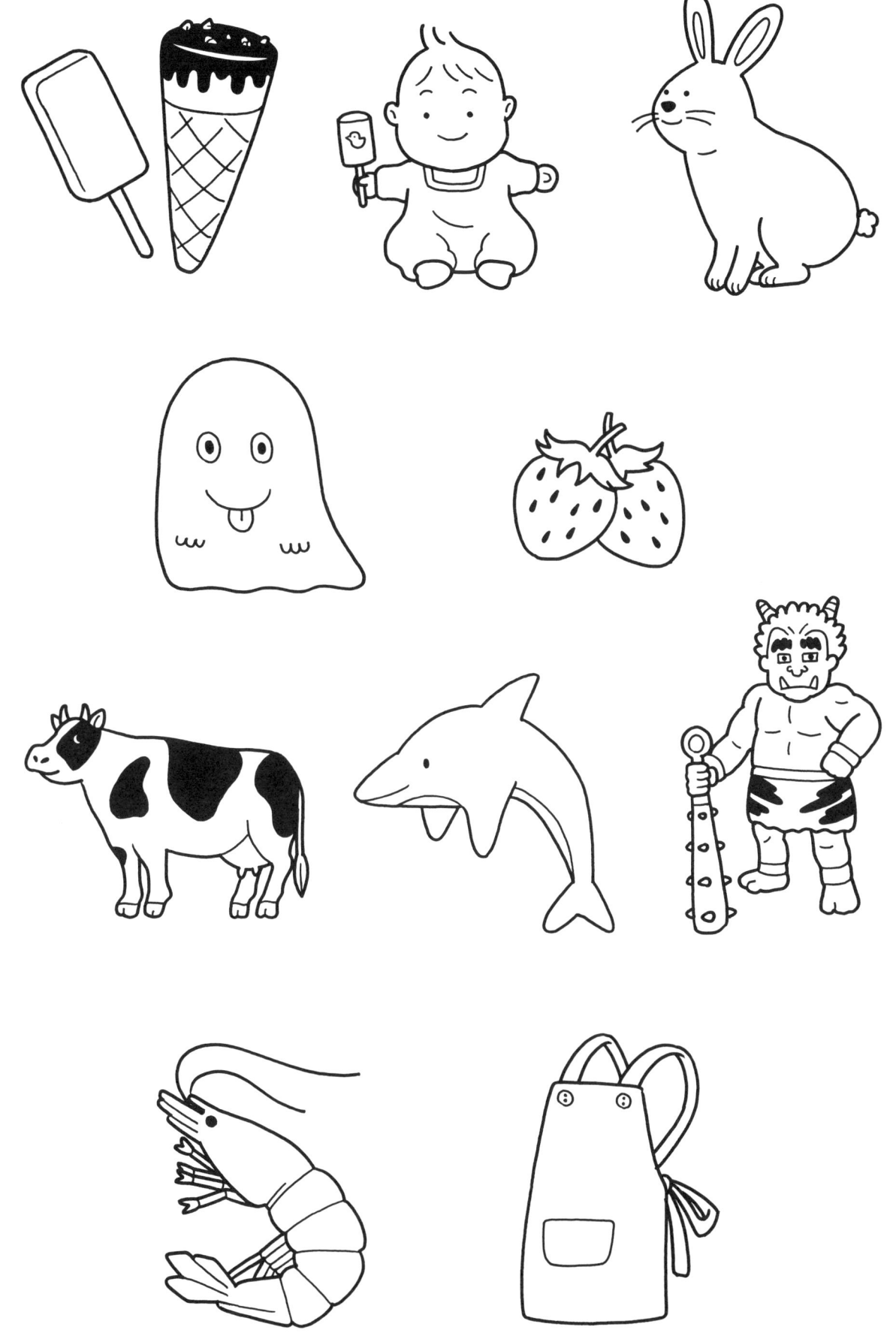

か [ka]

か（語頭）

かう	かお	かき	かさ
かじ	かぜ	かた	かに
かば	かぶ	かみ	かめ
かえる	かがみ	かぞく	かたち
カード	かばん	かびん	かぼちゃ
カメラ	からす	からだ	カルタ
かんじ	かいじゅう	かいだん	かけっこ
かたかな	カーテン	かみなり	かわいい
かくれんぼ	かたつむり	かぶとむし	かみしばい
カレンダー	カンガルー	カスタネット	カレーライス

か（語尾）

いか	さか	しか	ゆか
いるか	おなか	けんか	じかん
しずか	すいか	ずかん	せなか
はだか	めだか	やかん	ろうか
げんかん	サッカー	としょかん	にぎやか
パトカー	ぴかぴか	まんなか	ミニカー
ロッカー	ダンプカー	ハーモニカ	ケーブルカー

か（語中）

おかず	きかい	さかな	しかく
せかい	たかい	ちから	にかい*
あかちゃん*	おおかみ	おつかい	さんかく
しっかり	スカート	ちかみち	トナカイ
なかよし	ハンカチ	みじかい	おかあさん
なかなおり	たからもの	はずかしい	むずかしい
うんどうかい	しんかんせん	むかしばなし	デジタルカメラ

か（文）

からすの　かずを　かぞえます

ちからの　かぎり　たたかった

なかまに　かさを　かりました

のどが　からからに　かわいた

なんだか　おかしな　きかいです

あかい　かばんを　かってもらった

かばが　かわから　かおを　だした

かばんの　なかに　カルタを　かくす

としょかんから　かりた　ずかんです

おかあさんと　おかしを　かいにいった

あかかて　しろかて　どちらも　まけるな

げんかんに　かぎを　かけて　でかけます

さかなやさんで　いかと　かいを　かいました

あかい　かさを　さして　がっこうから　かえる

おかあさんの　せなかは　ぽかぽか　あたたかい

かごの　なかに　かぼちゃと　かぶが　あります

かみに　あかで　さんかくと　しかくを　かいた

かみに　あかい　かみかざりを　つけてもらいました

しゃかいかで　アフリカと　アメリカの　ちずを　かいた

ぴかぴかの　かっこいい　デジタルカメラを　かいました

いっかい　にかい　さんかい　よんかい　ごかいめに　できた

カンガルーの　あかちゃんが　おかあさんの　おなかに　います

かわいい　あかちゃんが　まっかな　かおして　ミルクを　のんでいる

ひらがなと　かたかなが　かけるように　なったら　かんじを　ならいます

き [ki]

き（語頭）

き	きく	きしゃ	きず
きた	きば	きいろ	きおん
きかい	きがえ	きけん	きつね
きって	きなこ	きのう	きのこ
きっぷ	きぼう	きまり	きもち
きもの	きらい	キリン	きれい
きんぎょ	きんじょ	きつつき	きらきら
きんいろ	きびだんご	きりぎりす	きんようび

き（語尾）

あき	いき	えき	かき
すき	せき	つき	ゆき
うえき	くうき	ケーキ	けしき
げんき	ごひき*	スキー	すすき
たぬき	つみき	てんき	でんき
はがき	ペンキ	うわばき	すきやき
ぞうきん	そうじき	つなひき	ときどき
のりまき	はちまき	はやおき	ひこうき
むらさき	せんたくき	たまごやき	めだまやき

き（語中）

あきち	うきわ	せきゆ	たきび
いきもの	おおきさ	かきかた	かまきり
ごきぶり	さきっぽ	スキップ	すてきな
つめきり	なきごえ	なきむし	ひきだし
ひきにく	ふみきり	やきいも	やきそば
やきにく	ゆびきり	うえきばち	ハイキング
ホッチキス	いただきます	いってきます	てんきよほう

き（文）

ゆきが きらきら きれいだな

おおきな きれいな おつきさま

きけんな ふみきり きをつけて

きってと はがきを かってきた

きのうの つづきを ききました

ほうきで きれいに はきました

ゆびきり げんきに またきてね

きれいな きいろい きくのはな

かきのき くりのき おおきくなーれ

きのうは ハイキングに いきました

おつきみの ときは すすきを かざる

あきは きのこや かきの きせつです

きらいな きのこも もう へいきです

きたの ほうから きたかぜが ふいてきた

すみきった あきの くうきは きれいだね

きりぎりすが きれいな こえで なきました

めだまやきと たまごやき すきなのは どっち

きれいな きものを きて まちを あるきました

たきびをして おおきい やきいもが できました

きんいろの おつきさまが やまから でてきました

きんようびに やきにくと やきそばを たべました

えきに いって きしゃの きっぷを かってきました

つきっきりの かんびょうで きせきてきに たすかった

きんようびが おてんきだったら はやおきをして きしゃで でかけましょう

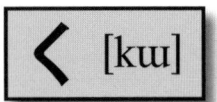 [kɯ]

く（語頭）

くぎ	くさ	くし	くち
くつ	くび	くま	くり
くろ	クイズ	くうき	くさり
くじゃく	くじら	くすり	くもり
くしゃみ	くらげ	クラス	くるま
クッキー	くだもの	くちびる	くつした
クーラー	クレヨン	くわがた	くつみがき
クリスマス	くるまいす	くいしんぼう	くすぐったい

く（語尾）

きく	にく	ぼく	あるく
かぞく	コック	しかく	じこく
じしゃく	ピンク	フォーク	ふろく
マイク	マスク	ミルク	えんそく
おんがく	がいこく	きゅうしょく	けいかく
さんかく	せんたく	トラック	やくそく
ようふく	ろうそく	こんにゃく	ちゅうがく
にゅうがく	ストライク	オリンピック	ゆうびんきょく

く（語中）

あくしゅ	あくび	えくぼ	ちくわ
つくえ	はくしゅ	とくい	まくら
らくだ	こくばん	しゅくだい	しろくま
すくない	ソックス	たくさん	タクシー
てぶくろ	ネクタイ	はくさい	はくちょう
びっくり	ふくろう	ぼくじょう	まっくろ
おくりもの	かくれんぼ	さくらんぼ	せいくらべ
おたまじゃくし	アイスクリーム	サンタクロース	はやくちことば

く（文）

まくらもとに ふくを おく

くねくね まがる くだりざか

くらくなると ふくろうが なく

はるが くると さくらが さく

くすぐったくて くすくす わらう

くちぶえを ふくのが とくいです

くろい くもが もくもく でてくる

じしゃくに くっつく くろい くぎ

はくしゅが おわると まくが あく

ぼくの クラスは いちねん にくみ

あおく かがやく ぼくらの ちきゅう

くるまが くるまで てくてく あるく

かぜに よく きく くすりを ください

くしゃみが とまらず くるしく なった

くじに くうこうに ちゃくりく します

はなが くすぐったくて くしゃみが でた

クレヨンで くろい くまの えを かいた

ぼくじょうに いくと くろい うしが います

えんそくで とおくの やまに くりひろいに いく

コックさんが クッキーを たくさん つくっている

もくようびに くじゃくを みにいく やくそくを した

ミルクが ほしくて こいぬの くろが くんくん なく

ろくじと くじに うつくしい おんがくが きこえます

クリスマスに サンタクロースから おくりものを たくさん もらった

け [ke]

け（語頭）

けが	けさ	ケーキ	けいこ
けいじ	けしき	ケース	けいと
けむし	けむり	けらい	けんか
けんさ	けっこん	けいさつ	けしゴム
けっしょう	けっしん	けっせき	ケチャップ
けれども	けわしい	けんがく	けんこう
けんだま	けんどう	けんばん	けんぶつ
けいこうとう	けいこうペン	ケーブルカー	けいたいでんわ

け（語尾）

いけ	おけ	さけ	たけ
まけ	おばけ	おまけ	きけん
じけん	たすけ	とけい	はたけ
ひやけ	よあけ	いいわけ	うけつけ
おちゃづけ	かべかけ	かみのけ	コロッケ
しいたけ	じゃんけん	せっけん	たんけん
ひきわけ	ひざかけ	ふりかけ	ぼうけん
まつたけ	ゆうやけ	ゆきどけ	アップリケ
はなばたけ	どろだらけ	まちぼうけ	あとかたづけ
けいさつけん	たいおんけい	ようふくかけ	めざましどけい

け（語中）

あける	こけし	とける	バケツ
やけど	かけっこ	スケート	たけのこ
たすける	つけもの	ポケット	みけねこ
ラケット	ロケット	おいかける	たけとんぼ
バスケット	ビスケット	オーケストラ	ショートケーキ
ホットケーキ	しんたいけんさ	いっしょうけんめい	スーパーマーケット

け（文）

けいじどうしゃで　かけつけた
けむり　もくもく　まっくろけ
せっけん　とけて　あわだらけ
けんかで　まけて　けがを　した
けろけろ　かえる　いけの　なか
さけの　ふりかけを　かけました
おいしい　ケーキが　やけました
かえるが　けろけろ　いけで　なく
けがをした　みけねこを　たすけた
けさは　かけあしで　でかけました
けいかんが　じけんを　かいけつした
にゅうじょうけんを　うけつけで　だす
ようふくかけに　ジャケットを　かけた
いけに　いく　ぬけみちを　はっけんした
じゃんけんぽん！　けんちゃんが　まけた
たけを　けずって　たけとんぼを　つくる
むこうの　いけまで　けんけんして　いく
しんけんに　けんどうの　けいこを　しています
ジャケットの　ポケットに　ビスケットを　いれた
けたたましい　けいてきが　たてつづけに　なった
まちがえた　ところを　けしゴムで　けしてください
けいたいでんわで　けいさつに　じけんを　しらせた
いけの　ちかくの　たけやぶで　たけのこを　とりました
いっしょうけんめい　たたかったけれど　まけてしまった

こ [ko]

こ（語頭）

こい	こぶ	こま	コアラ
こうま	こしょう	こたえ	こたつ
こっち	こうちゃ	ことし	ことば
こども	ことり	コップ	こゆび
こおり	こうえん	こくばん	コスモス
こうてい	こうばん	コーヒー	こうもり
コロッケ	こんちゅう	コンビニ	こいのぼり
こんにちは	こんばんは	コケコッコー	コンピューター

こ（語尾）

じこ	しゃこ	たこ	どこ
ねこ	はこ	よこ	あそこ
いとこ	いっこ*	おでこ	おやこ
きのこ	けいこ	すばこ	たいこ
だっこ	ひよこ	ラッコ	あきばこ
かけっこ	がっこう	ぎんこう	けっこん
だいこん	たけのこ	でこぼこ	とびばこ
どろんこ	にこにこ	パソコン	ぶらんこ
ぺこぺこ	おとこのこ	おにごっこ	にらめっこ
れいぞうこ	かわりばんこ	ばんそうこう	ひなたぼっこ

こ（語中）

じこく	すこし	ちこく	とこや
ほこり	みこし	あべこべ	いしころ
げんこつ	さいころ	スコップ	たこあげ
のこぎり	ひこうき	ひっこし	だいどころ
チョコレート	けいこうとう	とうもろこし	ヘリコプター
レインコート	うちゅうひこうし	けんこうしんだん	じんこうえいせい

こ（文）

こまが ころころ ころがった

いつも にこにこ げんきな こ

こかげの そよかぜ ここちよい

ことりの こえが きこえてきた

こねこが こたつに もぐりこむ

この きゅうこうは こんでいる

こいぬと こねこの おいかけっこ

こぎつねは おなかが ぺこぺこだ

こくばんを こわして おこられた

ところどころに いしころが ある

どこかで ひよこの こえが する

こねこは ねこのこ かわいい こねこ

ころころ ころりん おむすび ころりん

この レインコートは きごこちが よい

だいどころで こむぎこを こねています

こっちから むこうまで かけっこ しよう

この きの ねっこは でこぼこ している

これから けんこうしんだんを おこないます

コックは まごころを こめて りょうりする

れいぞうこの こおりを こっちに ください

ことしの コスモスは さいこうに きれいです

ねこの おやこが ひなたぼっこを しています

こうえんで おとこのこが ぶらんこに のっている

おとこのこは ころんで おでこに おおきな こぶが できた

か行（文）

かけっこが　とくに　すきです
コッコケコッコー　よが　あけた
げんきな　こどもが　かけていく
こかげで　ケーキを　くばります
ひくい　かけごえが　きこえます
ぼくは　きりかぶに　こしかけた
クリームコロッケを　かってきた
きつねが　くまのこを　おいかけた
こうばの　きかいを　けんがくした
きのう　このちかくを　たんけんした
この　がけの　ちかくは　きけんです
ケーキは　いくつ　のこっていますか
スケッチブックに　けしきを　かこう
いけの　こおりが　きらきら　かがやく
ケーキを　ごこ　かってきて　ください
ぼうけんかが　カナダから　きこくした
あそこの　かみきれを　どけて　ください
けやきの　まわりに　かこいを　つくった
こくばんに　おばけの　えを　かきました
かべかけに　らくがきを　して　おこられた
こぎつねが　かびんに　きくを　いけました
だれか　こねこを　たすけに　きてください
いっしょうけんめい　ひこうきの　えを　かく
たけかごに　くりや　きのこが　はいっている

えきまえで　くろい　けいとを　すこし　かった
かきねの　むこうに　くろい　けむりが　みえた
しかくい　はこの　なかに　ケーキが　あります
じゃんけんぽん　あいこでしょ　ちょきの　かち
きちんと　やくそくを　まもろうと　こころがけた
こうえんの　いけの　ちかくに　かきのきが　ある
ようふくかけに　きいろい　コートを　かけました
こいぬは　クッキーの　かけらも　きれいに　たべた
ここでは　おおきな　こえを　だしては　いけません
すいぞくかんの　ラッコは　みんなの　にんきものです
まどを　あけて　くうきを　いれかえている　ところです
あちこちに　あった　かみくずを　きれいに　かたづけた
こうばの　えんとつから　けむりが　もくもく　でてきた
コアラは　ユーカリの　きのは　だけを　たべて　くらす
けさ　はやく　しんかんせん　やまびこごうに　のってきた
ここから　あかくて　きれいな　ゆうやけが　よく　みえる
この　ロケットは　つきに　ちゃくりく　するのでしょうか
くまは　おおきな　こえで　なかまに　きけんを　しらせます
ぼくの　ゆめは　いつか　うちゅうひこうしに　なることです
くまは　かけっこで　ころんで　なきながら　かけていきました
おおきく　しんこきゅうを　してから　サッカーボールを　けった
きつねと　やくそく　したけれど　なかなか　こなくて　こまったな
くろい　コートの　ポケットから　きぬの　ハンカチを　だしました
くまの　こどもたちが　なかよく　かけっこや　きのぼりを　しています
こぐまくんと　かばくんは　ときどき　けんかも　するけれど　なかよしです
コックさんが　ふかふかの　ケーキと　ほかほかの　コロッケを　つくって　くれました

きゃ [kja]

きゃ（語頭）

きゃくしゃ	きゃくま	キャッチ	キャディー
キャビア	キャベツ	キャップ	キャンプ
きゃあきゃあ	キャッキャッ	きゃくしつ	きゃくしょく
きゃくせき	きゃくせん	きゃくほん	きゃくよう
きゃくりょく	きゃっこう	キャスター	キャッチャー
キャプテン	キャラバン	キャラメル	きゃんきゃん
キャンセル	キャンディー	キャンドル	キャンバス
キャタピラー	キャッツアイ	キャンプじょう	キャンペーン
キャラクター	キャッチボール	キャットフード	キャッシュカード
キャンプファイア	キャッチフレーズ	キャンピングカー	キャラクターグッズ

きゃ（語中）

おきゃく	かんきゃく	さんきゃく	じょうきゃく
せっきゃく	せんきゃく	たいきゃく	ばいきゃく
へんきゃく	めキャベツ	らいきゃく	れいきゃく
かきゃくせん	とまりきゃく	みまいきゃく	メーキャップ
しょうきゃくろ	かんきゃくせき	かんこうきゃく	ナイスキャッチ
ベースキャンプ	ロールキャベツ	アイスキャンディー	ににんさんきゃく
ミルクキャラメル	ニュースキャスター	おてんきキャスター	クリスマスキャロル

きゅ [kjɯ]

きゅ（語頭）

きゅう	きゅうか	きゅうぎ	きゅうきょ
きゅうじょ	きゅうす	きゅうに	キューバ
きゅうゆ	きゅうり	きゅうかい*	きゅうくつ
きゅうけい	きゅうぎょう	きゅうこう	きゅうこん
きゅうさい	きゅうじつ	きゅうしゅう	きゅうしょく
きゅうそく	きゅうばん	きゅうびょう	キューピー
きゅうよう	きゅうりょう	きゅうきゅうしゃ	きゅうけつき
きゅうすいしゃ	きゅうていしゃ	きゅうピッチ	きゅうきゅうばこ
きゅうブレーキ	きゅうかんちょう	きゅうめいボート	キュロットスカート

きゅ（語尾）

ききゅう	こきゅう	さきゅう	だきゅう
ちきゅう	ほきゅう	やきゅう	いっきゅう*
えいきゅう	きんきゅう	けんきゅう	こうきゅう
サンキュー	すいきゅう	そうきゅう	そっきゅう
だいきゅう	たっきゅう	ちょっきゅう	ついきゅう
でんきゅう	とうきゅう	とっきゅう	ふっきゅう
ようきゅう	れんきゅう	けいききゅう	だいしきゅう
バーベキュー	へんかきゅう	きたはんきゅう	みなみはんきゅう

きゅ（語中）

ちきゅうぎ	ドラキュラ	バキューム	マニキュア
えいきゅうし	けんきゅうしゃ	けんきゅうじょ	しきゅうしき
しょうきゅうし	せいきゅうしょ	だいきゅうし	ていきゅうび
ドキュメント	ほきゅうきち	いっきゅうさん	こうきゅうひん
じきゅうじそく	じょうきゅうせい	たいきゅうせい	たっきゅうだい
どうきゅうせい	やきゅうせんしゅ	レスキューたい	おうきゅうてあて
きんきゅうじたい	とっきゅうれっしゃ	ふっきゅうこうじ	スキューバダイビング

きゃきゅきょ

きょ [kjo]

きょ（語頭）

きょう	きょり	きょうい	きょうぎ
きょうし	きょうと	きょうふ	きょうみ
きょじん	きょだい	きょねん	きょういく
きょうえい	きょうかい	きょうかしょ	きょくげい
きょくばん	きょうざい	きょうしつ	きょうそう
きょうだい	きょうつう	きょうてき	きょうどう
きょうふう	きょうれつ	きょうじゃく	きょうりゅう
きょうりょく	きょろきょろ	きょうぎじょう	きょうけんびょう

きょ（語尾）

いんきょ	おきょう	ききょう	けんきょ
こきょう	しょうきょ	しんきょ	せんきょ
どきょう	とっきょ	ひきょう	ほきょう
めんきょ	あいきょう	えいきょう	かんきょう
こっきょう	じっきょう	せいきょう	せっきょう
ていきょう	てっきょう	とうきょう	べんきょう
らっきょう	りっきょう	けんびきょう	じょうきょう
ほどうきょう	まんげきょう	そうがんきょう	ぼうえんきょう

きょ（語中）

えんきょり	けっきょく	さっきょく	しんきょく
せんきょく	ちょうきょり	なんきょく	ほっきょく
めいきょく	やっきょく	しきょうひん	しゃかんきょり
テレビきょく	とうきょうと	ときょうそう	いんさつきょく
かていきょうし	こうしんきょく	せっきょくてき	たいきょくけん
ちょうきょうし	こうきょうきょく	しょうきょくてき	ねっきょうてき
べんきょうべや	ほうそうきょく	ほっきょくぐま	ほっきょくせい
ゆうびんきょく	れんしゅうきょく	とうきょうタワー	りくじょうきょうぎ

きゃ きゅ きょ（文）

けんびきょうで キャベツを みた
てっきょうまでの きょりを はかる
きゅうこんの ことを べんきょうした
きょうは えきまで きょうそう しよう
きょうは やっきょくの ていきゅうびです
べんきょうも すきだけど やきゅうも すきです
むかし ちきゅうは きょうりゅうの せかいだった
きゅうじょうに やきゅうせんしゅが はいってきた
きょう いっきゅうさんの ほんを へんきゃく した
レスキューたいが きゅうめいボートで きゅうじょした
きゅうしょくで きゅうりと キャベツの サラダを たべた
きゅうしゅうと とうきょうを むすぶ とっきゅうれっしゃです
きゅうに おなかが いたくなって きゅうきゅうしゃを よんだ
きょうふうに そなえて てっきょうの どだいを ほきょうした
きょうの きょうりゅうの ドキュメントは きょうみぶかかった
きゅうこうが きゅうていしゃしたので じょうきゃくは おどろいた
ゆうびんきょくの まえに きゅうすいしゃが きゅうていしゃ した
りっきょうの うえから そうがんきょうで きゃくしゃを ながめた
きょだいな きょうりゅうについて きょうかしょで べんきょうします
ちきゅうの ほくげんを ほっきょく なんげんを なんきょくと いう
べんきょうを するときは きょろきょろしないで きょうかしょを みる
やきゅうぶの キャプテンと たっきゅうぶの キャプテンは どうきゅうせいです
きょうぎじょうの きゃくせきは せまく きゃくは きゅうくつそうに すわった
きゅうびょうの ときは ひゃくじゅうきゅうばんで きゅうきゅうしゃを よびます

が [ga]

が（語頭）

がか	がけ	ガス	ガム
ガーゼ	ガウン	がっき	がちょう
がまん	がめん	ガラス	がんこ
がいこく	がいこつ	がっかり	がっきゅう
がくしゅう	がくせい	がくねん	がくぶち
がっこう	がっしょう	がっそう	ガソリン
がったい	がようし	ガレージ	がんじょう
がんばる	ガードマン	がんもどき	がいこくじん
ガイドブック	がくげいかい	ガッツポーズ	ガードレール

が（語尾）

けが	ずが	ネガ	いかが
うんが	えいが	おなが	かいが
きなが	ぎんが	さすが	しょうが
しらが	はつが	はんが	ひょうが
へきが	まんが	みょうが	ゆうが
れんが	ろくが	かくれが	たてなが
ハンガー	よこなが	すいさいが	ハンバーガー

が（語中）

うがい	えがお	おがわ	かがみ
けがわ	てがみ	はがき	めがね
あさがお	いちがつ*	いろがみ	おりがみ
おんがく	かいがら	くわがた	じゃがいも
ながぐつ	ひしがた	ひらがな	まちがい
みぎがわ	ゆうがた	らくがき	ありがとう
いそがしい	おしょうがつ	カンガルー	こがねむし
とうがらし	ねがいごと	ものがたり	ゆきがっせん

が（文）

ガラスどを　がらがら　あけた

がかのえは　さすがに　うまい

ゆうがた　えいがを　ろくがした

ガウンに　きがえて　はを　みがく

けがをした　くわがたを　にがした

しょうがと　みょうがは　にがてです

ゆうがな　おんがくは　いかがでしょう

がらがら　がっちゃん　ガラスが　われた

がっきゅう　ぶんこで　まんがを　かりた

あひるが　ガアガア　がっしょう　している

がっこうに　いく　まがりかどを　まちがえた

だれかが　がようしに　まんがを　かきました

ガムは　ぎんがみに　つつんで　すてましょう

がっこうの　まどガラスを　ぴかぴかに　みがく

この　うがいぐすりは　にがいけれど　がまんした

しょうがっこうの　にゅうがくしきは　しがつです

しょうがつの　ねんがじょうは　がんじつに　とどきます

おんがくかいでは　オルガンに　あわせて　がっしょうした

しょうがっこうは　いちがくねんから　ろくがくねんまでです

おじいさんが　めがねを　かけて　ねんがじょうを　かいている

がっこうからの　てがみが　なくなって　みんなで　さがしています

いちがつ　にがつ　さんがつ　しがつ　じゅうにがつまで　いえるかな

がいしゅつから　かえったら　わすれずに　がらがら　うがいを　します

がいこくの　かがくしゃの　はなしは　とても　ながくて　むずかしかった

ぎ [gi]

ぎ（語頭）

ぎむ	ぎかい	ぎしき	ぎじゅつ
ギター	ギフト	ぎもん	ぎんか
ぎんが	ぎんざ	ぎざぎざ	ぎじどう
ぎっしり	ぎっちり	ぎらぎら	ぎりぎり
ギリシャ	ぎんいろ	ぎんがみ	ぎんこう
ぎんしょう	ぎんなん	ぎこちない	ギタリスト
ぎんせかい	ぎんメダル	ぎんやんま	ギネスブック

ぎ（語尾）

かぎ	くぎ	つぎ	ねぎ
みぎ	やぎ	あつぎ	うさぎ
うなぎ	うわぎ	おじぎ	おはぎ
かいぎ	きょうぎ	こむぎ	さなぎ
しょうぎ	じょうぎ	せいぎ	たきぎ
とくぎ	ふしぎ	みずぎ	やなぎ
ゆうぎ	れいぎ	こおろぎ	しらさぎ
たべすぎ	たまねぎ	ちきゅうぎ	つぎつぎ
ペンギン	エネルギー	おおいそぎ	ひらおよぎ

ぎ（語中）

かぎり	くぎる	ちぎる	つぎめ
なぎさ	のぎく	はぎれ	みぎて
むぎちゃ	イギリス	おにぎり	かぎあな
かぜぎみ	かわぎし	くぎぬき	こぎつね
こまぎれ	こむぎこ	のこぎり	かいぎしつ
きりぎりす	にぎりずし	ほととぎす	むぎばたけ
おとぎばなし	なみうちぎわ	まけずぎらい	いそぎんちゃく

ぎ（文）

つぎはぎだらけの　うわぎです

ふしぎな　おうぎで　あおぎます

かいぎに　ぎりぎり　まにあった

のこぎり　ぎこぎこ　いたを　きる

おにぎりも　おはぎも　しなぎれです

てぎわよく　にぎりずしを　にぎります

くぎぬきで　くぎを　おおいそぎで　ぬいた

かぜぎみの　こどもは　あつぎを　している

かわぎしで　みずぎに　きがえて　およぎます

のうさぎは　のぎくの　はっぱを　たべすぎた

たまねぎも　ねぎも　みじんぎりに　しました

むこうぎしに　ふしぎな　かぎが　おちていた

つぎつぎと　ギターの　きょくが　きこえてくる

なみうちぎわで　むぎわらぼうしを　ぬぎました

きりぎりすや　こおろぎの　なきごえが　きこえます

ぎんがみを　ちぎって　ぎんいろの　ほしを　つくる

おにぎりと　むぎちゃを　もって　およぎに　いこう

たいようが　ぎらぎら　かがやく　なぎさに　います

うさぎ　やぎ　ペンギンが　つぎつぎに　でてきました

ペンギンが　ぎょうぎよく　ならんで　おじぎを　している

うわぎを　くぎに　ひっかけて　かぎざきを　つくってしまった

ぎんこうで　きれいな　ぎんいろの　ぎんかに　かえてもらった

ギリシャの　たいかいでは　ひらおよぎで　ぎんメダル　でした

はこの　なかに　ぎんがみに　つつんだ　おかしが　ぎっしり　はいっている

ぐ [gɯ]

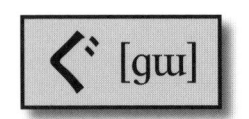

ぐ（語頭）

グミ	ぐずる	グラス	グラフ
グラム	グレー	ぐいっと	ぐしゃぐしゃ
ぐっしょり	ぐずぐず	ぐうすう	ぐっすり
ぐうぜん	ぐったり	ぐらぐら	グラタン
グリーン	ぐるぐる	グループ	グローブ
ぐんぐん	ぐたいてき	グライダー	グラウンド
グーチョキパー	グラジオラス	グラニューとう	ぐんじょういろ
グランドピアノ	グレープジュース	グリーンピース	グレープフルーツ

ぐ（語尾）

こぐ	ふぐ	いそぐ	えのぐ
およぐ	キング	ギャング	しんぐ
てんぐ	どうぐ	バッグ	ふせぐ
ジグザグ	ハミング	まっすぐ	もうすぐ
リビング	イヤリング	スイミング	ハイキング
ハンバーグ	ぶんぼうぐ	ボーリング	ボクシング
ランニング	クリーニング	サイクリング	トレーニング
バッティング	ハンドバッグ	ひっきようぐ	ホットドッグ

ぐ（語中）

あぐら	じゃぐち	でぐち	ねぐせ
まぐろ	もぐら	あかぐみ	あなぐま
いりぐち	うぐいす	ジャングル	どんぐり
ながぐつ	はまぐり	ばんぐみ	めぐすり
ゆきぐに	ラグビー	いちごグミ	うばぐるま
かざぐるま	かぜぐすり	かたぐるま	サングラス
ぬいぐるみ	プログラム	マグネット	ヨーグルト
ジャングルジム	にゅうどうぐも	でんぐりがえし	マカロニグラタン

ぐ（文）

ぐるぐる　まわる　かざぐるま

はまぐり　もぐる　すなのなか

ぐうぜん　こぐまに　めぐりあう

グラタン　ぐつぐつ　あつそうだ

あなぐまの　ねぐらに　もぐりこむ

うでぐみを　して　やぐらを　あおぐ

くじらが　うみに　もぐって　およぐ

てんぐの　はなが　ぐんぐん　のびる

グレープジュースを　グラスに　つぐ

グリーンの　えのぐで　きを　かいた

くぐりどを　くぐって　でぐちに　でた

まぐろの　たいぐんが　うみを　およぐ

ジグザグみちを　サイクリング　しよう

もぐらが　もぐもぐ　ごちそうを　たべる

ひぐれの　グラウンドに　ひぐらしが　なく

このあなは　もぐらの　うちの　いりぐちです

どんぐりに　グレーの　えのぐを　ぬっちゃった

ひよこぐみさんと　すみれぐみさんが　てを　つなぐ

つかった　どうぐは　すぐ　どうぐばこに　かたづけよう

ハイキングで　つかれた　こぐまは　グーグー　ねむった

ぐらっと　きたら　すぐに　つくえの　したに　もぐりなさい

サングラスを　かけ　ハミングしながら　ランニングを　する

ながぐつを　はいて　ぐちゃぐちゃの　グラウンドを　あるいた

うみの　なかを　ぐんぐん　もぐると　りゅうぐうじょうに　つきました

ぐ

げ [ge]

げ（語頭）

げか	げき	げし	げた
げこう	ゲスト	げんき	ゲーム
げいじゅつ	げきじょう	げじげじ	げっそり
げたばこ	げらげら	ゲレンデ	げんいん
げんかい	げんかん	げんこつ	げんざい
げんじつ	げんしょう	げんぞう	げんだい
げすいどう	げつようび	げんごろう	げんしりょく
ゲートボール	ゲームソフト	げんせいりん	ゲームオーバー

げ（語尾）

かげ	とげ	ひげ	ゆげ
くらげ	こかげ	しゅげい	じょうげ
てさげ	とうげ	とかげ	ねあげ
ひかげ	まつげ	まゆげ	れんげ
わたげ	わなげ	あつあげ	うちあげ
おみやげ	かきあげ	からあげ	かんげい
こうげん	しゃくなげ	たこあげ	ちょんまげ
どうあげ	にんげん	バーゲン	はつげん
あぶらあげ	かくしげい	じんちょうげ	ほうがんなげ

げ（語中）

あげる	こげめ	さげる	しげみ
なげる	にげる	まげる	あげだま
えんげき	かげふみ	かんげき	こうげき
こんげつ	はげしい	はげます	はしげた
ひなげし	まんげつ	もくげき	いっかげつ*
あげはちょう	ゆきげしき	ゆきげしょう	いんげんまめ
がくげいかい	スパゲッティ	にんぎょうげき	うちあげはなび

げ（文）

おふろの　ゆかげん　よいかげん

げいじゅつてきな　うちあげはなび

にげる　にげる　とかげが　にげる

まゆげも　まつげも　ゆげの　なか

ボールを　なげたら　すぐ　にげろ

からあげも　かきあげも　あげたてです

ゲームに　かったら　わなげを　あげる

よぞらを　みあげて　まんげつを　みる

そうげんに　たんぽぽの　わたげが　とぶ

こかげで　やすんだら　げんきに　なりました

げんきに　てを　あげてから　はつげん　しよう

おみやげに　わなげを　もらって　かんげきした

おもしろい　げきを　みて　げらげら　わらった

しげるは　げんきに　ボールなげを　しています

ゆびきりげんまん　あした　かげふみ　しようね

れんげの　はなに　あげはちょうが　とまっている

げつようびに　てさげを　つくって　あげましょう

かんげいかいで　はげまされて　じょうきげんです

きょうの　ゲストは　ハンマーなげの　せんしゅです

あめが　はげしく　ふるひも　あさげいこに　はげみます

げんかんの　げたばこの　うえに　ひなげしを　かざった

こうげきされた　とかげは　しっぽを　きって　にげました

こうげんで　たこあげを　していたら　はげしい　かぜが　ふいてきた

こんどの　げつようび　がくげいかいで　かげえと　げきを　やります

ご [go]

ご（語頭）

ごご	ござ	ごま	ごみ
ゴム	ごいし	ごかい*	ゴジラ
ごぜん	ごはん	ごぼう	ゴリラ
ゴール	ゴルフ	ごうかな	ごうけい
ごきぶり	ごっそり	ゴーグル	ごちそう
ごみばこ	ゴンドラ	ごろごろ	ごはんつぶ
ごまあぶら	ごもくずし	ごくろうさま	ごちそうさま
ごめんなさい	ごもくならべ	ゴールキーパー	ごめんください

ご（語尾）

あご	かご	まご	いちご
えいご	かんご	きごう	げんご
こうご	こくご	さいご	さんご
ぜんご	たまご	だんご	つごう
はしご	ふたご	まいご	りんご
くずかご	しゅうごう	しんごう	とりかご
にほんご	ばんごう	まごまご	マンゴー
ゆりかご	フラミンゴ	ゆでたまご	わらいじょうご

ご（語中）

うごく	しごと	すごい	ねごと
みごと	わゴム	ほごしゃ	いごこち
いぬごや	うたごえ	かんごし	きぬごし
けしゴム	じゅうごや	すごろく	ちゅうごく
てんごく	なきごえ	はごいた	はしごしゃ
まごころ	ままごと	あさごはん	オルゴール
かきごおり	しちごさん	そんごくう	ひとりごと
まぜごはん	ゆうごはん	わらいごえ	ビンゴゲーム

ご (文)

ごろごろ ぴかっ かみなりだ
りんごが ごろごろ ころがった
ゴリラの ごちそう りんごだよ
ゴンドラ ごとんと うごきだす
おいしい ごはんを ごちそうさま
けしゴムで ごしごし けしました
あさごはんに ゆでたまごを たべた
ごご ごじごろに ゴールに ついた
ごごから えいごの べんきょうです
ごぼうの ごまあえは ごちそうです
さいごに すごろくを やりましょう
りんごジュースを ごくごく のんだ
ごろうは りんごを まるごと たべた
まごまごしていると まいごに なるよ
ひろった ごみは くずかごに いれてください
ごちそうの さいごは みごとな いちご でした
ゆりかごから ふたごの なきごえが きこえます
かごの なかに りんごが ごこ はいって います
おひるごはんを たべてから ままごとを しました
しごとを やすんで ごごから ゴルフに いきました
おだんごやさんは ごじゅうごほんの だんごを つくった
はしごしゃの はしごが するすると ごかいまで のびた
ごんたは いごこちの よい いぬごやで ごろごろ しています
しんごうが あおに なったので まごまご しないで わたりましょう

が行（文）

はげしい　かみなり　ごろごろご
すぐに　げんかんの　かぎを　さがしました
いぬごやの　すぐ　そばに　うさぎごやが　ある
こぎつねが　こかげで　どんぐりを　ごこ　ひろった
プログラムの　さいごに　きりぎりすの　げきが　ある
さいごまで　がんばったら　ごほうびを　あげましょう
ながぐつを　はいて　げんきに　むこうぎしに　わたろう
がくげいかいの　プログラムの　ごばんめは　おゆうぎです
ふたごは　げんかんで　おそろいの　ながぐつを　ぬぎました
げつようびの　ごじすぎに　どうぐを　もって　うかがいます
かぜぎみだったが　かぜぐすりを　のんで　げんきに　なった
こぎつねの　ゴンは　ひぐれに　しげみの　かくれがに　ついた
かごの　なかの　さなぎが　もうすぐ　あげはちょうに　なります
ぎんがみと　たけひごで　かざぐるまを　つくって　あげましょう
つぎの　しんごうを　まがると　すぐに　げきじょうが　あります
なんごくでは　イグアナや　ゾウガメが　げんきに　くらしています
けがをした　まいごの　ペンギンに　きずぐすりを　ぬって　あげた
イギリスみやげの　ガラスせいの　こぐまを　もらって　ごきげんです
げつようびの　ごごに　グラウンドで　やがいおんがくかいが　あります
ごはんの　あと　すぐに　たいそうぎに　きがえて　げんきよく　あそんだ
こやぎは　やまごやで　あけがたまで　ぐっすり　ねむり　げんきに　なった
ガードマンが　でぐちから　にげようとした　ぎんこうごうとうを　つかまえた
おみやげの　ぎんいろの　オルゴールを　あけると　すぐに　おんがくが　きこえた
にんぎょうげきには　ゴリラや　うさぎや　こぐまや　てながざるが　でてきました

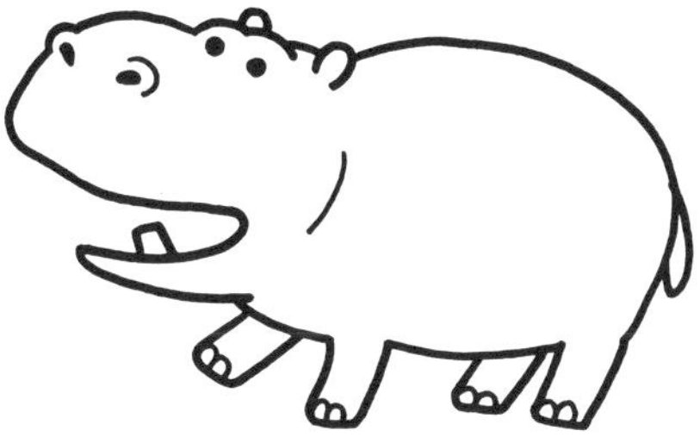
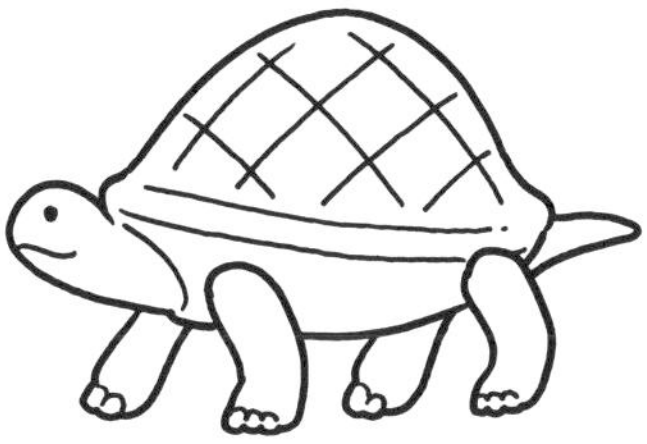
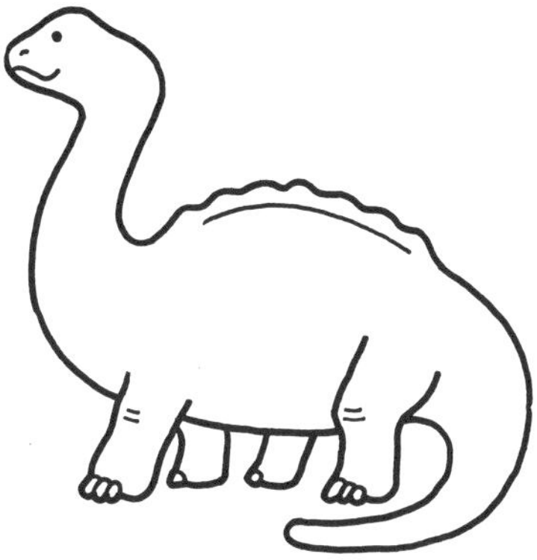
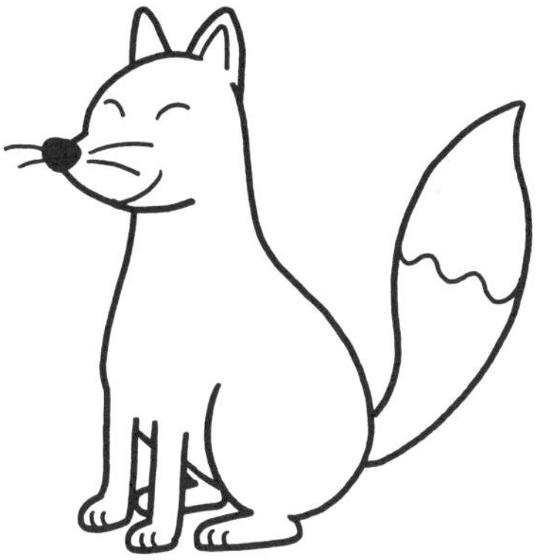
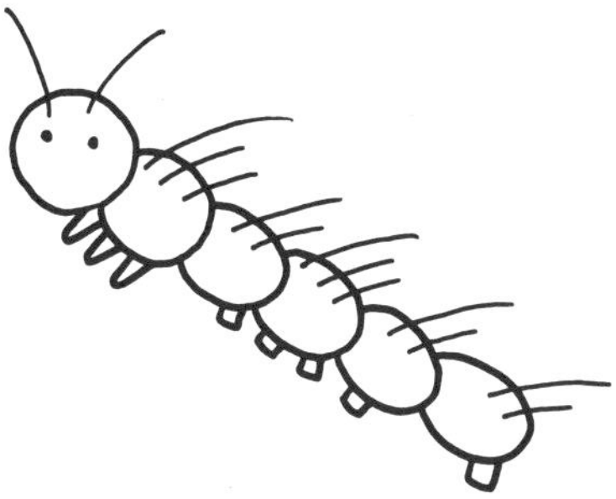
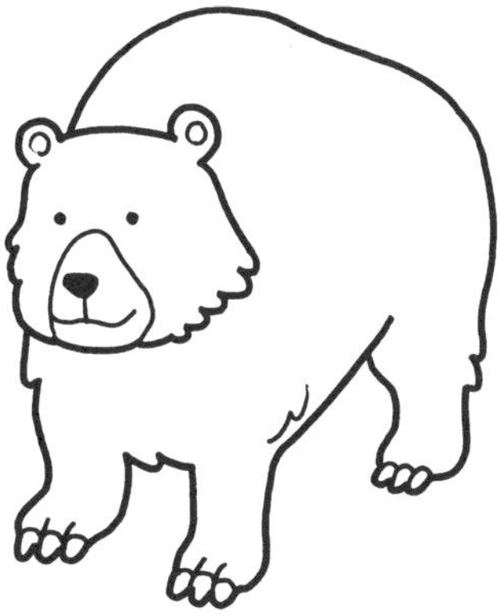
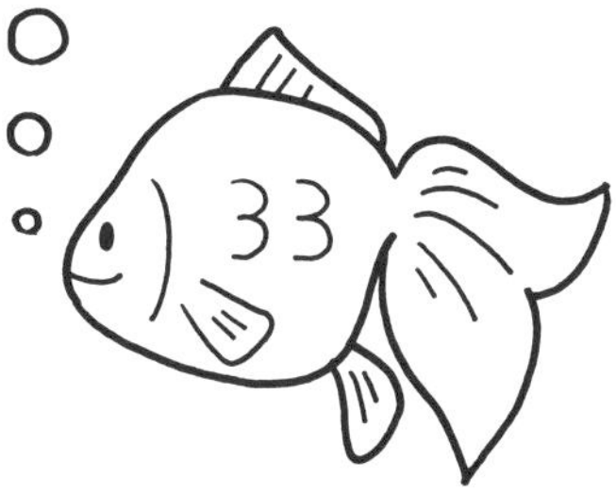
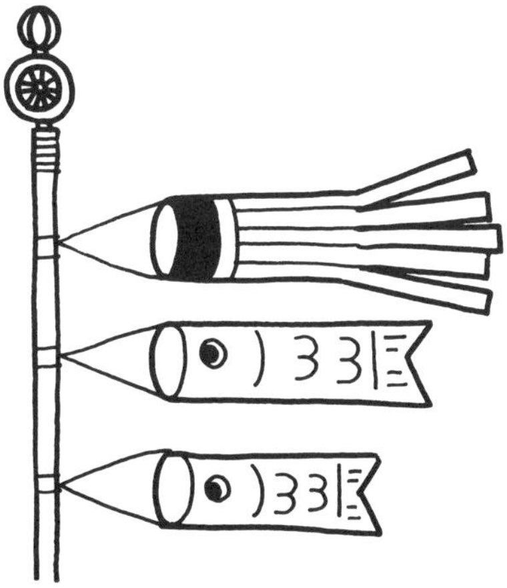
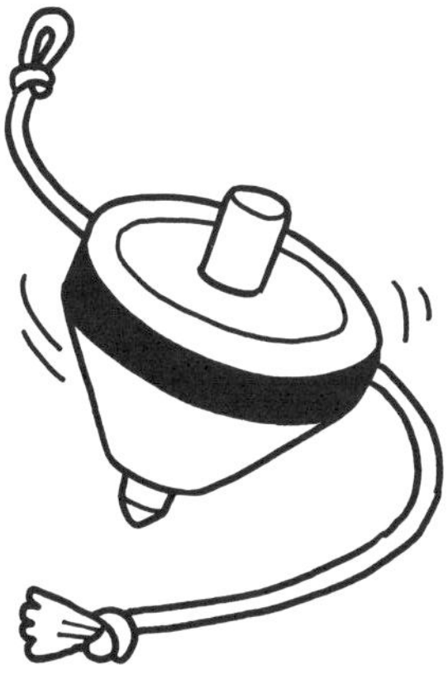
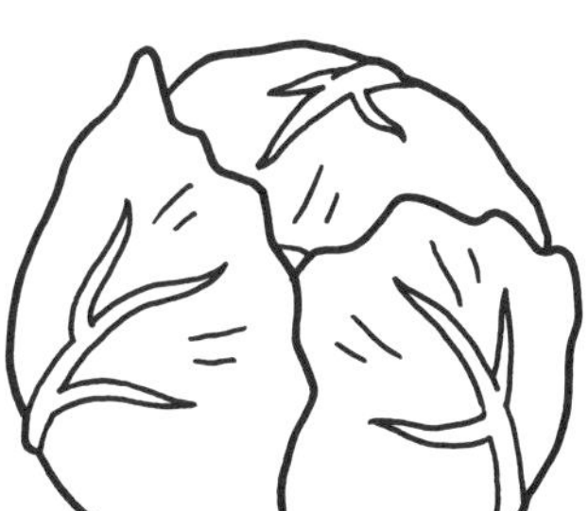

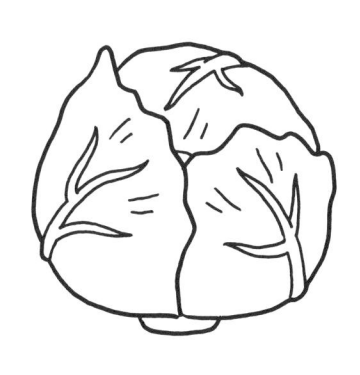

ぎゃ [gja]　　ぎゅ [gjɯ]　　ぎょ [gjo]

ぎゃ（語頭）

ぎゃく	ギャグ	ギャザー	ギャップ
ぎゃふん	ギャング	ぎゃあぎゃあ	ぎゃくそう
ぎゃくてん	ぎゃくりゅう	ギャラリー	ギャロップ
ぎゃくコース	ぎゃくたんち	ぎゃくもどり	ギャザースカート

ぎゃ（語尾・語中）

おぎゃあ　　ゴーギャン

ぎゅ（語頭）

ぎゅうしゃ	ぎゅうぎゅう	ぎゅうどん	ぎゅうなべ
ぎゅうにく	ぎゅうにゅう	ぎゅうぎゅうづめ	ぎゅうにゅうパック

ぎゅ（語尾）

やぎゅう	わぎゅう	すいぎゅう	とうぎゅう
にくぎゅう	にゅうぎゅう		

ぎゅ（語中）

とうぎゅうし　　けんぎゅうせい　　コーヒーぎゅうにゅう

ぎょ（語頭）

ぎょしゃ	ぎょうぎ	ぎょぎょう	ぎょくろ
ぎょこう	ギョーザ	ぎょうじ	ぎょじょう
ぎょせん	ぎょそん	ぎょたく	ぎょっと
ぎょろり	ぎょうずい	ぎょうてん	ぎょうれつ
ぎょかいるい	ぎょろぎょろ	ぎょがんレンズ	ぎょぐんたんちき

ぎょ（語尾）

きんぎょ	さぎょう	じゅぎょう	にんぎょ
ほうぎょ	もくぎょ	いちぎょう*	えいぎょう
きゅうぎょう	こうぎょう	ざんぎょう	しょうぎょう
しょくぎょう	そつぎょう	にんぎょう	のうぎょう
りんぎょう	れんぎょう	しんかいぎょ	だいきぎょう
ねったいぎょ	むしゃしゅぎょう	じどうせいぎょ	サービスぎょう
すいさんぎょう	ひなにんぎょう	ゆびにんぎょう	ごがつにんぎょう
りんじきゅうぎょう	あやつりにんぎょう	えんがんぎょぎょう	えんようぎょぎょう

ぎょ（語中）

きんぎょや	じぎょうか	かいぎょうい	えいぎょうしょ
きゅうぎょうび	きんぎょそう	きんぎょばち	しぎょうしき
じつぎょうか	じゅぎょうちゅう	じゅぎょうりょう	すいギョーザ
やきギョーザ	むしギョーザ	にんぎょひめ	えいぎょうちゅう
きんぎょすくい	そつぎょうしき	じゅうぎょういん	しゅうぎょうしき
にんぎょうげき	がっこうぎょうじ	こうぎょうちたい	こうぎょくりんご
ねんじゅうぎょうじ	びっくりぎょうてん	そつぎょうしょうしょ	

ぎゃ ぎゅ ぎょ (文)

きんぎょばちで　きんぎょを　かう
にんぎょうを　ぎゅっと　だきしめた
さぎょうの　じゅんじょが　ぎゃくです
でんしゃが　まんいん　ぎゅうぎゅうづめ
ぎゅうどんのみせに　ぎょうれつが　できる
ぎょせんが　ぎょこうに　ぎゃくもどりした
すいぎゅうの　ぎょうれつに　びっくりした
そつぎょういわいに　にんぎょうを　もらった
にんぎょひめの　にんぎょうげきを　みました
ぎゅうにくや　ぎゅうにゅうは　からだに　よい
すいギョーザも　やきギョーザも　だいすきです
ようぎょじょうでは　ちぎょから　そだてています
にほんは　のうぎょうも　ぎょぎょうも　さかんです
ギャングに　あって　びっくりぎょうてん　しました
おみやげに　とうぎゅうしの　にんぎょうを　もらった
ぎょうざを　かうひとが　ぎょうれつを　つくっている
そつぎょうしきでは　ぎょうぎよく　すわってください
きんぎょすくいで　きんぎょを　ごひきも　すくいました
ぎょうじの　ぐんばいが　ぎゃくだと　ものいいが　ついた
この　ぎょせんには　ぎょぐんたんちきが　そなえてあります
ひなにんぎょうを　かたづけて　むしゃにんぎょうを　かざります
えんようぎょぎょうに　でかける　おおがたぎょせんを　みおくった
にゅうぎゅうから　ぎゅうにゅうを　しぼる　さぎょうを　しています
でんしゃのなかで　おぎゃあおぎゃあと　あかちゃんの　なきごえが　きこえた

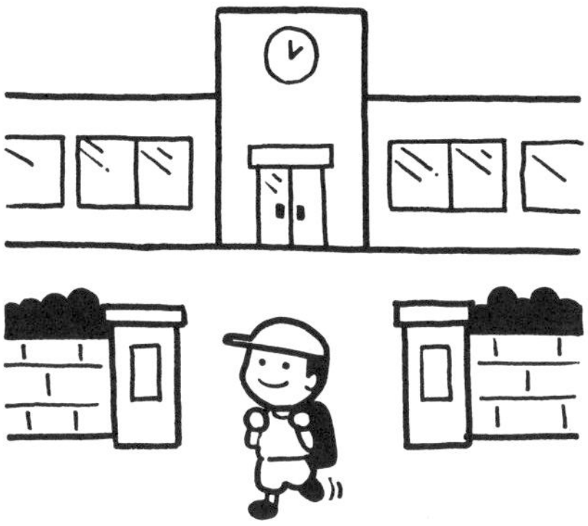
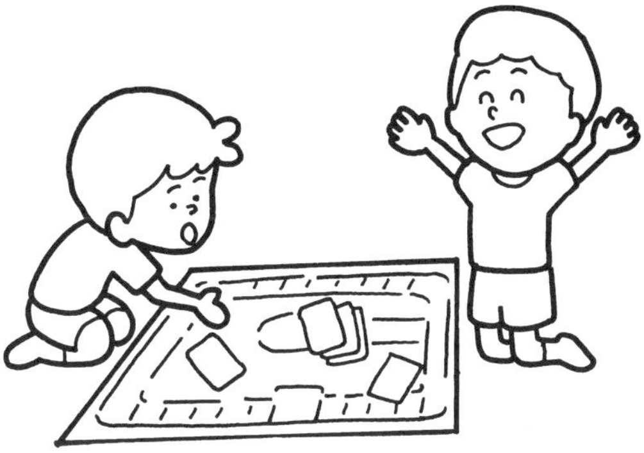
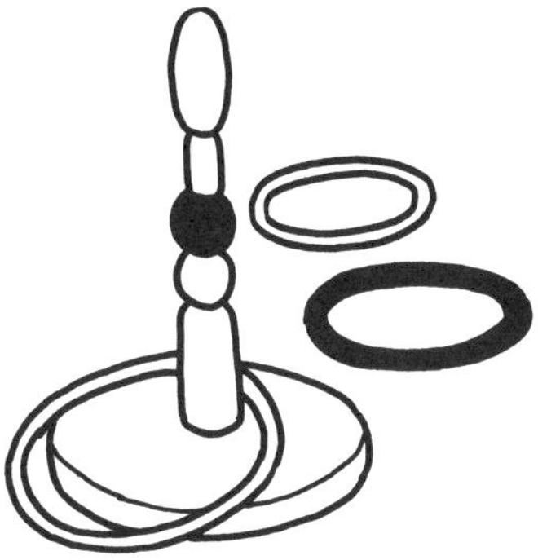
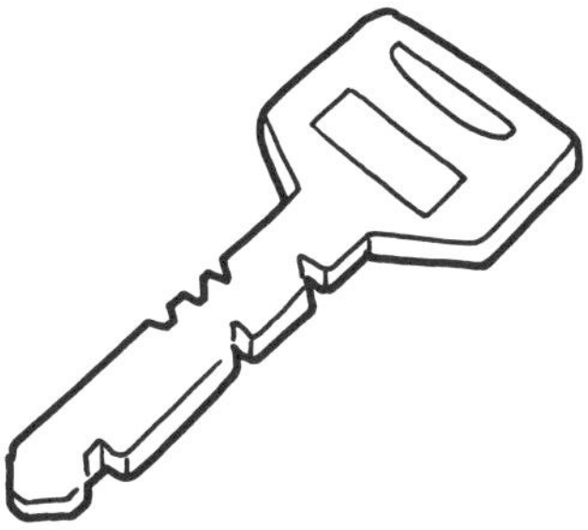
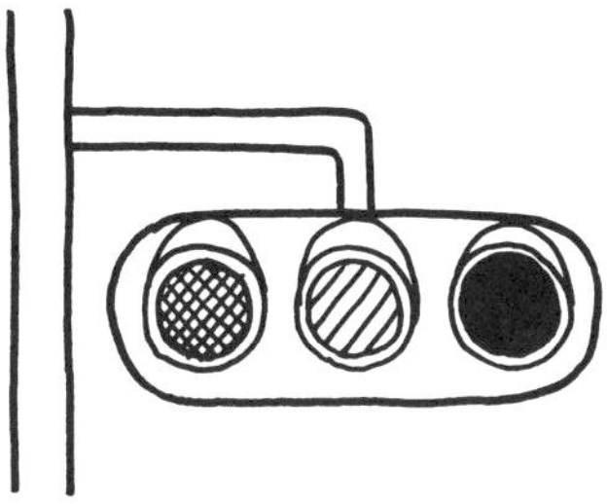
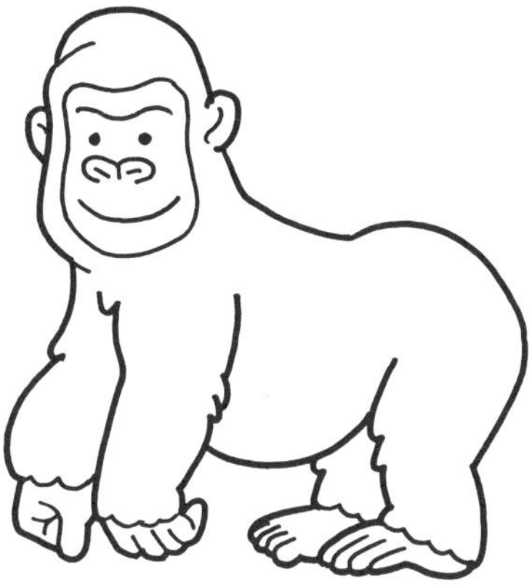
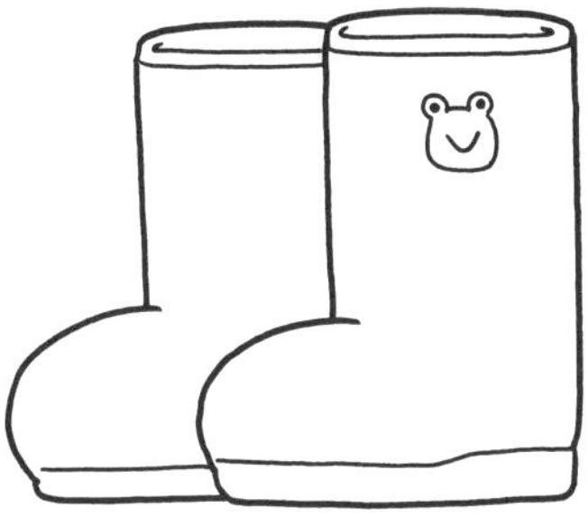
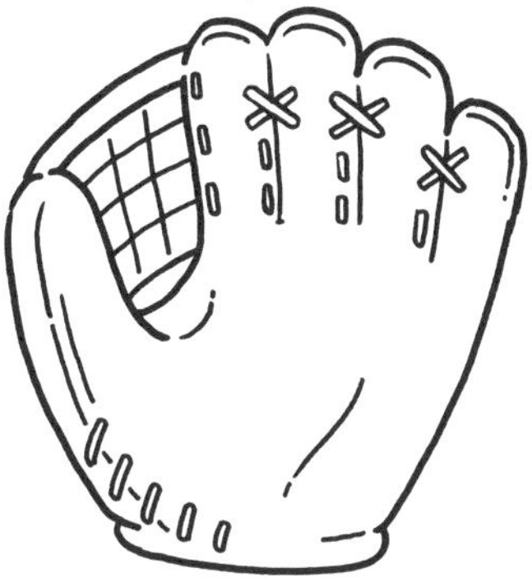
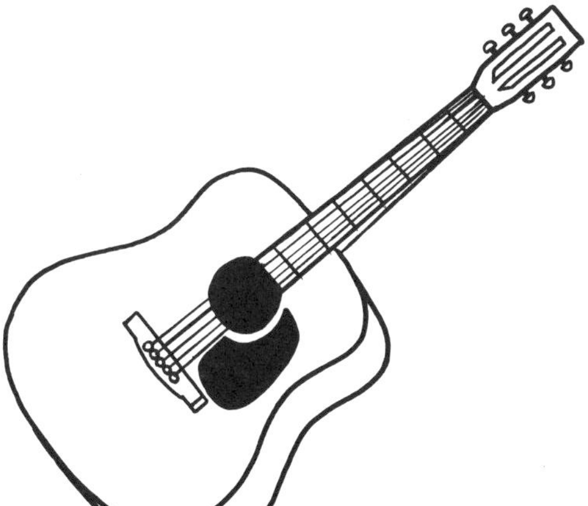
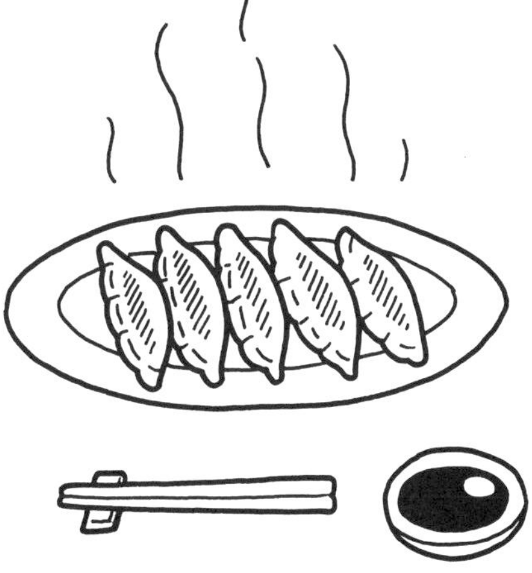

さ [sa]

さ（語頭）

さか	さめ	さら	さる
さいご	さいしょ	さいふ	サイン
さかな	さくら	さしみ	さすが
さとう	さむい	さむさ	サラダ
さんぽ	さいころ	サイレン	サッカー
さかさま	サーカス	さかだち	さっさと
さびしい	サービス	さわやか	さんかく
さんせい	さくらんぼ	さつまいも	さようなら
さんりんしゃ	サイクリング	サンドイッチ	サンタクロース

さ（語尾）

あさ	えさ	かさ	くさ
けさ	ふさ	あつさ	うわさ
けんさ	しんさ	つばさ	どうさ
とっさ	なぎさ	ひがさ	ちょうさ
あまがさ	すずしさ	たくさん	つめたさ
つゆくさ	ななくさ	みちくさ	よくあさ
あたたかさ	うつくしさ	おかあさん	おとうさん
スポンサー	アナウンサー	しんたいけんさ	りったいこうさ

さ（語中）

あさり	うさぎ	くさい	とさか
はさみ	やさい	あいさつ	あさがお
あさって	あじさい	うるさい	かんさつ
けいさつ	ください	てんさい	ちいさい
はくさい	ふるさと	むらさき	やさしい
よんさい*	あさごはん	コンサート	ひさしぶり
リサイクル	ごめんなさい	おきさきさま	ひとさしゆび

さ（文）

さむい あさは あさねぼう
あさの あいさつ さわやかに
さざんか さいた さんぽみち
さっきの さわぎは おさまった
ひがさを さして あさの さんぽ
あさから さつえいで さわがしい
ちいさな さかなに えさを やる
さぎが あさせで さかなを とった
さるの さかだち さすがに うまい
けさは さかなが さっぱり つれない
さかだち すると さかさまに みえる
みちくさ しないで さっさと かえる
おうさまが おきさきさまに ささやいた
おさとうを ひとさじ いれて ください
さくらんぼを さんこ おさらに のせる
さるやまの さるが えさを さがしている
こさめの なかを かさも ささずに あるく
むささびが えさを さがして さとに くる
おとうさんも おかあさんも とても やさしい
かていさいえんで やさいづくりが さかんです
さくらの さく さかみちを さっそうと あるく
やさいの サラダを たくさん たべて ください
サハラさばくは せかい さいだいの さばくです
あさはやく むらさきいろの あさがおが さきました

し [ʃi]

し（語頭）

しお	しか	した	しま
しあい	しかく	しごと	しずく
しぜん	シーソー	したく	シチュー
シーツ	しっぽ	シール	しろい
しあわせ	しいたけ	したじき	しつもん
しっぱい	しまうま	しらない	しりとり
しりもち	しろくま	しんごう	しんせつ
しんちょう	しんぶんし	シートベルト	しんかんせん

し（語尾）

いし	うし	はし	あらし
おかし	ことし	すこし	てあし
はだし	はなし	ブラシ	ぼうし
ほしい	むかし	もやし	おいしい
がようし	くちばし	タクシー	たのしい
なかよし	なきむし	ひきだし	ひっこし
へんしん	もしもし	やさしい	あたらしい
かぶとむし	にぎりずし	とうもろこし	むかしばなし

し（語中）

アシカ	あした	うしろ	けしき
さしみ	そして	はしご	はしる
ふしぎ	むしば	あしあと	うえした
おしいれ	おしっこ	おしぼり	おしまい
かしパン	きょうしつ	くつした	けしゴム
どうして	まっしろ	みそしる	おとしだま
おとしもの	おもしろい	かみしばい	ひさしぶり
くいしんぼう	けっこんしき	ひとさしゆび	もんしろちょう

し（文）

あしが　しびれて　しまいました
あしたの　したくを　しています
おいしい　おすしを　たべました
しずかに　しごとを　しています
すこし　しずかに　してください
しろい　ぼうしを　さがしています
しんせんな　いわしを　めしあがれ
もうすこし　しんぼう　しましょう
シーツを　おしいれに　しまいました
ことしの　なしは　あまくて　おいしい
あした　うれしい　おしらせが　あります
しまうまは　しろと　くろの　しまがある
おもしろい　むかしばなしを　してください
しんぱいしないで　あんしんして　ください
あしたは　アシカの　ショーを　みにいきます
したの　ひきだしに　けしゴムを　しまいました
おとしよりが　ねっしんに　はなしあって　いました
あしたは　あたらしい　しろい　くつしたを　はきます
しんかんせんで　しずおかの　しんせきのうちに　いきます
もしかしたら　それは　わたしの　ぼうしかも　しれません
なかよしの　しんちゃんが　おいしい　おかしを　くれました
はげしい　じしんで　しんかんせんが　とまってしまいました
はやしの　なかで　かぶとむしや　もんしろちょうを　さがしました
ほしいほしいと　おもっていた　しろくまの　シールを　もらいました

す [sɯ]

す（語頭）

すぐ	すき	すず	すいか
すごい	すこし	すうじ	すすき
すずめ	すてき	すなば	スープ
すいとう	すっかり	スキップ	すくない
スケート	スコップ	スタート	スタンプ
ストーブ	ストロー	すっぱい	スプーン
スポーツ	スリッパ	スイミング	すいようび
すべりだい	すばらしい	すいぞくかん	スパゲッティ

す（語尾）

いす	おす	ガス	なす
バス	りす	アイス	からす
ガラス	クラス	さがす	ジュース
せんす	ソース	たんす	ダンス
ニュース	テニス	ドレス	はなす
ホース	ようす	レタス	アルプス
サーカス	ブラウス	クリスマス	ホッチキス
ワンピース	いただきます	カレーライス	サンタクロース

す（語中）

うすい	くすり	ゲスト	さすが
テスト	ポスト	マスク	むすこ
やすい	おむすび	カステラ	ぐっすり
だいすき	たべすぎ	ピストル	ふんすい
ポスター	めぐすり	もうすぐ	るすばん
わすれる	トースター	なつやすみ	バスケット
ハムスター	ビスケット	レストラン	カスタネット
くすぐったい	プラスチック	エスカレーター	アイスクリーム

す（文）

すぐに くちを すすぎます

すずりで すみを すります

すいかを すこし たべすぎた

すごい スピードで はしります

もうすぐ バスが やってきます

りすが するする きに のぼる

アルプスの あさは すがすがしい

コスモスが すくすく のびました

ジュースを ストローで のみます

マスクを するのを わすれました

すみれいろの ドレスが すてきです

にがい くすりも すすんで のみます

ぽいすて なげすて ごみを すてるな

アスパラガスと レタスの サラダです

すすんで ともだちを たすけて あげる

エス・オー・エスで たすけを もとめる

ジュースも アイスも どっちも すきです

いすに すわって アイスクリームを たべた

ふゆやすみに スキーと スケートを します

やねの すきまに すずめの すが あります

スキーや テニスは たのしい スポーツです

さるすべりの みきは すべすべ しています

クリスマスには サンタクロースが やってくる

いすに すわって すこし まっていて ください

せ [se]

せ（語頭）

せき	せみ	せわ	せかい
せいざ	せなか	せのび	せぼね
セーフ	せまい	せいり	せんきょ
せんろ	せっけん	せいこう	セーター
せつめい	せいふく	セメント	せんざい
せんしゅう	せんせい	せんそう	せんたく
せんちょう	せんでん	せんべい	せいくらべ
せばんごう	せんぷうき	せっちゃくざい	セロハンテープ

せ（語尾）

あせ	くせ	みせ	かせい
しせい	しゃせい	はかせ	おしらせ
おんせん	かんせい	きんせい	くちぐせ
さんせい	しあわせ	すいせい	すいせん
でんせん	はんせい	ひやあせ	へいせい
ふうせん	うちゅうせん	オットセイ	くみあわせ
まちあわせ	らっかせい	うでたてふせ	かいぞくせん
しょうがくせい	しんかんせん	ゆきがっせん	じんこうえいせい

せ（語中）

あせも	かせき	きせき	きせつ
ざせき	のせる	パセリ	みせる
アクセル	いんせき	カセット	カプセル
こっせつ	しゅっせき	しんせき	しんせつ
たいせつ	ちゃくせき	ちょうせつ	ついせき
コンセント	さんセンチ*	ソーセージ	とおせんぼ
ピンセット	ランドセル	ゲームセット	えびせんべい
かとりせんこう	サッカーせんしゅ	やせいどうぶつ	えいせいほうそう

せ（文）

せのび しないで せいくらべ

せなかに せおった ランドセル

せみの せなかに うすい はね

たいせつな ことを せつめいします

さんセンチの せきせつが ありました

ざせきに おおきな にもつを のせる

せいとは せいふくを きて いきます

オットセイの せわに あせを ながす

せんせいと せいとは とても なかよし

ざせきの せもたれは ちょうせつ できます

しんかんせんの していせきは まんせきです

せんしゅは せいせいどうどうと たたかいます

うちゅうせんに のって わくせいに いきたい

せいとは いっせいに うでたてふせを はじめた

せすじを のばし しせいを ただして せいざする

せんせいが しんせつに せつめいして くれました

ひこうせんで せんきょの せんでんを しています

せかいいち しあわせな せいかつを してみせよう

せんたくきに せんざいを いれて せんたくを します

しんせつな こうこうせいが ざせきを ゆずってくれた

ランドセルを せおった いちねんせいが あるいている

しょうがくせいが オットセイの しゃせいを しています

セーラーふくを きた しんにゅうせいが せいぞろいした

おんせんから でたあとに せんぷうきに あたると あせが ひく

そ [so]

そ（語頭）

そこ	そで	そと	そば
そら	そり	そうこ	そうさ
そうじ	そして	ソース	そっち
そっと	ソックス	そっくり	そうげん
そうぞう	そうだん	そうめん	そくたつ
そだてる	そよかぜ	そらまめ	それから
そろえる	そろそろ	そわそわ	ソーセージ
そそっかしい	そつぎょうしき	そうりだいじん	ソフトクリーム

そ（語尾）

うそ	しそ	へそ	みそ
よそ	およそ	さんそ	よそう
りそう	えんそう	かいそう	がっそう
かわうそ	かんそう	きょうそう	ごちそう
シーソー	すいそう	せんそう	たいそう
なきべそ	ぬかみそ	ばんそう	ふくそう
ほうそう	マラソン	ようこそ	おいしそう
うれしそう	かわいそう	ほうれんそう	みずぼうそう

そ（語中）

あそこ	あそび	おそい	じそく
どそく	ほそい	よそみ	えんそく
ガソリン	こっそり	さっそく	ざるそば
つきそい	ながそで	パソコン	はんそで
みそしる	やきそば	やくそく	ろうそく
いそがしい	おおいそぎ	おおそうじ	かっそうろ
かんそうき	すなあそび	せいそうしゃ	ほそながい
えんそうかい	ごちそうさま	ハイソックス	こうそくどうろ

そ（文）

そうこの そうじで いそがしい

そよかぜ そよそよ すずしいな

ソックスを にそく そろえます

おそるおそる たにそこを のぞく

そでと すそに ソースが ついた

ほそい ろうそくを そっと たてた

あそこの ソファーで まっています

そっちの シーソーで あそびましょう

そろって たいそう よそみは だめよ

ろうそくの ひを そっと ふきけそう

こそこそ こっそり そうこに かくれる

たのしい えんそく そわそわ している

ソースやきそばに あおのりが そえてある

そろそろ おおそうじの そうだんを しよう

そとで たのしそうに そりあそびを してます

あそこの おそばやさんまで いそいで いこう

あかみそ しろみそ おいしそうな おみそしる

ソーセージと ほうれんそうが おいしそうです

そらが くらく なったから そろそろ かえろう

やくそくの じかんよりも おそく なりそうです

そろそろ マラソンせんしゅが そばを とおるでしょう

おおみそかに かぞく そろって えんそうかいに でかけます

にんぎょうあそびは そこまでにして そとに あそびに いきましょう

おそろいの たいそうふくと ソックスで たいそうを する やくそくです

さ行（文）

オットセイは　さむそうです

セルフサービスの　そばやです

すいせんの　はなが　さきそろう

その　かんがえに　さんせいです

さんちちょくそうの　セロリです

その　しんごうを　させつ　します

そこの　せんすを　とって　ください

ソースを　すこし　かけて　ください

ソックスを　せんたくして　ください

あさっての　えんそくの　おしらせです

すいそうの　さかなの　せわを　します

そつぎょうせいに　あいさつを　します

あさがおを　たいせつに　そだてています

しろみそと　さとうと　すを　あわせます

そらいろの　セーターを　さがしています

せんちょうが　ハンドルを　そうさします

さっぱりした　ソーダすいを　のみませんか

さわやかな　そよかぜの　ふく　きせつです

その　ソースは　みせからの　サービスです

さそりざの　アンタレスは　いっとうせいです

そうげんの　あさの　さんぽは　すがすがしい

オットセイが　えさを　さいそく　しています

せんしゅが　さっそうと　にゅうじょう　します

すみません　その　はさみを　みせて　ください

おいしそうに ソフトクリームを たべています
さいころを ふって すごろくで あそびませんか
さんぞくが まちぶせしていそうな やまみちです
やおやの みせさきに ほうれんそうが あります
せんせいは たのしそうに さんすうを おしえます
ラジコンの バスを そうじゅう させて ください
かわせみが かわの そばで さかんに ないています
けいさつの くるまには むせんが そなえてあります
ともだちを さそって せんせいと サッカーを します
おかあさんが いそがしそうに せんたくを しています
おかあさんが おいしそうに おせんべいを たべています
そうがんきょうで やせいの とりを かんさつして います
そろばんで けいさんすると せいかくな こたえが でます
だいすきな ソーセージを たくさん かってきて ください
オレンジジュースと リンゴジュース どちらが すきですか
サンタクロースが そりに プレゼントを のせて やってきます
まどの すきまから すきまかぜが はいってきて せなかが さむい
おねえさんの そつぎょうしきには おとうさんが しゅっせきします
そうじが すんだら さんじの おやつに おせんべいを たべましょう
おかあさんとの やくそくを すっかり わすれて ひやあせを かいた
おがわの せせらぎや ことりの さえずりに そっと みみを すます
そとの せみの こえが うるさくて すっかり めが さめてしまった
さっき こえを そろえて せんせいに さよならの あいさつを しました
その さくらのきに とまっていた からすが いっせいに とびたちました
たいせつな ほうせきを そっくり ぬすまれて おおさわぎに なりました
せんせいと いっしょに すべりだいや シーソーで たくさん あそびました

しゃ [ʃa]

しゃ（語頭）

しゃこ	しゃち	シャツ	しゃかい
しゃがむ	しゃしん	しゃせい	しゃたい
しゃしょう	しゃちょう	しゃどう	シャベル
しゃめん	しゃもじ	しゃりょう	しゃりん
シャワー	しゃんと	しゃきっと	しゃくなげ
しゃくはち	しゃっくり	シャッター	しゃみせん
しゃりしゃり	シャンプー	しゃおんかい	シャトルバス
シャーベット	シャボンだま	しゃくとりむし	シャープペンシル

しゃ（語尾）

いしゃ	かしゃ	きしゃ	ばしゃ
かいしゃ	かんしゃ	こうしゃ	さくしゃ
しきしゃ	じょうしゃ	すいしゃ	ちゅうしゃ
ていしゃ	でんしゃ	はいしゃ	はっしゃ
ふうしゃ	れっしゃ	やくしゃ	かがくしゃ
きかんしゃ	くしゃくしゃ	じてんしゃ	じどうしゃ
じょせつしゃ	はしごしゃ	ばしゃばしゃ	むしゃむしゃ
りょうこうしゃ	いちりんしゃ	かんらんしゃ	きゅうきゅうしゃ
クレーンしゃ	さんすいしゃ	さんりんしゃ	じかようしゃ
しょうぼうしゃ	レッカーしゃ	かもつれっしゃ	じょうききかんしゃ

しゃ（語中）

えしゃく	おしゃれ	くしゃみ	じしゃく
はしゃぐ	ひしゃく	おしゃべり	スペシャル
だんしゃく	ちゅうしゃき	ティーシャツ	どしゃぶり
ポロシャツ	ワイシャツ	かいしゃいん	コマーシャル
じょうしゃけん	ちゅうしゃじょう	どしゃくずれ	にっしゃびょう
かんしゃくだま	きねんしゃしん	パワーシャベル	スペースシャトル

しゅ [ʃɯ]

しゅ（語頭）

しゅび	しゅみ	しゅわ	しゅいろ
しゅうい	しゅぎょう	しゅげい	しゅうじ
しゅじん	しゅっせ	シュート	しゅもく
しゅやく	しゅうり	しゅるい	しゅうかん
しゅくだい	しゅっけつ	しゅくはく	しゅうごう
しゅっせき	しゅうだん	しゅうちゅう	しゅうてん
しゅっぱつ	シューマイ	しゅうまつ	しゅんかん
しゅんぎく	シュークリーム	しゅうぎょうしき	シュガーレスガム

しゅ（語尾）

かしゅ	きしゅ	ほしゅ	あくしゅ
ざっしゅ	ししゅう	せんしゅ	ダッシュ
とくしゅ	とうしゅ	はくしゅ	めいしゅ
ラッシュ	いっしゅう*	いっしゅん	がくしゅう
きゅうしゅう	こんしゅう	さいしゅう	せんしゅう
チャーシュー	フィニッシュ	ふくしゅう	ぶどうしゅ
フラッシュ	フレッシュ	ほんしゅう	ゆうしゅう
らいしゅう	れんしゅう	うんてんしゅ	よぼうせっしゅ

しゅ（語中）

ゆしゅつ	がいしゅつ	きゅうしゅつ	しんしゅつ
だっしゅつ	たんしゅく	ていしゅつ	マシュマロ
みんしゅく	えんしゅつか	きょうしゅうじょ	さんしゅるい*
ししゅうばり	てんしゅかく	パラシュート	みんしゅしゅぎ
むしゃしゅぎょう	いっしゅうかん*	さいしゅうかい	しょうしゅうざい
チャーシューメン	ないしゅっけつ	ぼうしゅうざい	マッシュポテト
マッシュルーム	れんしゅうちゅう	ラッシュアワー	レインシューズ
こうしゅうでんわ	はくしゅかっさい	のうしゅくジュース	フレッシュジュース

しゃしゅしょ

しょ [ʃo]

しょ（語頭）

しょうが	しょっき	ショック	しょくじ
しょうこ	しょうじ	しょうじょ	しょうぶ
しょうゆ	しょうり	しょるい	しょうかき
しょくぎょう	しょくどう	しょくパン	しょくりょう
しょうじき	しょうとつ	しょうどく	しょうねん
しょうばい	しょうひん	しょんぼり	しょうがない
ショッピング	しょうぼうしゃ	しょうがくせい	しょうがっこう
しょちゅうみまい	しょうてんがい	ショートケーキ	しょくぶつえん

しょ（語尾）

じしょ	としょ	ばしょ	ひしょ
いしょう	いっしょ	けしょう	こしょう
さいしょ	しゃしょう	じゅうしょ	たんしょ
ちょうしょ	どくしょ	ないしょ	よいしょ
がっしょう	きょうかしょ	クッション	くんしょう
けっしょう	けんしょう	しゃくしょ	たいしょう
にゅうしょう	はくしょん	びしょびしょ	ぶんしょう
マンション	ゆうしょう	アシカショー	クラクション
けいさつしょ	さいばんしょ	せつめいしょ	はつでんしょ
アニメーション	カーネーション	ノーベルしょう	スローモーション

しょ（語中）

ししょく	わしょく	いっしょに	きゅうしょく
ぐっしょり	ちゅうしょく	ちょうしょく	としょかん
にっしょく	びしょぬれ	ゆうしょく	おしょうがつ
うちゅうしょく	けしょうひん	じゅうにしょく*	ひじょうしょく
がっしょうだん	けっしょうせん	ないしょばなし	ひょうしょうじょう
ペットショップ	きしょうよほうし	いっしょうけんめい	れいとうしょくひん

しゃ しゅ しょ (文)

シャツに ししゅうを しましょう
でんしゃは しゃこに はいります
さんりんしゃで さあ しゅっぱつだ
しゅみは しょくぶつさいしゅうです
じてんしゃの しゅうりを しましょう
こしょうを しょうしょう いれましょう
さいしょに しょっきを あらいましょう
しょうぼうじどうしゃが しゅつどうする
シャワーで シャンプーを ながしましょう
らいしゅう よぼうせっしゅを うけましょう
しゃめんに しゃがんで しゃせいを している
しやくしょに しょるいを ていしゅつ します
しゅうがくりょこうに しゅっぱつ しましょう
いっしょうけんめい しゅうじを れんしゅうした
しょうぼうしょの じゅうしょを おしえてください
どしゃぶりの あめで せんしゅは びしょぬれです
みんしゅくの しゅじんを しょうかい しましょう
おいしゃさんに ちゅうしゃをして もらいましょう
こしょうを かけた しゅんかんに くしゃみが でた
フラッシュを たいて きねんしゃしんを とりましょう
あしたの れんしゅうは みんな いっしょに やりましょう
としょしつでは おしゃべりしないで しずかに しましょう
おしょうがつには いっしょに けっしょうせんを みましょう
せんしゅたちは れんしゅうのあと しゅくしゃで シュークリームを たべました

ざ [dza]

ざ（語頭）

ざる	ざくろ	ざっし	ざっしゅ
ざせき	ざぜん	ざっと	ザボン
ざいさん	ざいほう	ざいもく	ざつおん
ざっかや	ざくざく	ざっくり	ざあざあ
ざっそう	ざつよう	ざぶざぶ	ざぶとん
ざらざら	ザリガニ	ざるそば	ざわざわ
ざわめき	ざんねん	ざいりょう	ザトウクジラ

ざ（語尾）

あざ	ござ	ひざ	ピザ
わざ	おうざ	ギョーザ	ぎんざ
しわざ	せいざ	だいざ	ねんざ
バザー	ブザー	いざこざ	かぶきざ
かみわざ	かるわざ	ぎざぎざ	こぐまざ
ことわざ	はやわざ	わざわざ	おおくまざ
はなれわざ	フリーザー	ブルドーザー	インフルエンザ

ざ（語中）

かざり	こざら	さざえ	ひざし
めざし	ゆざめ	アザラシ	うけざら
おざしき	こんざつ	げんざい	さざんか
さまざま	ジグザグ	せんざい	たんざく
つりざお	デザイン	デザート	てざわり
はざわり	ばんざい	ひざかけ	ふくざつ
ふざける	まなざし	まんざい	かざぐるま
かみかざり	キツネザル	くびかざり	テナガザル
ニホンザル	のぼりざか	はなざかり	ひざこぞう
やえざくら	やきざかな	ものほしざお	めざましどけい

ざ（文）

こざるが　ざくろを　たべている

ひざに　ひざかけを　かけました

つりざおで　ザリガニを　つった

せいざを　したら　ひざが　いたい

ざせきで　ざっしを　ざっと　みる

ざいほうが　ざくざく　でてきました

ガラスざいくの　アザラシを　かざる

ざしきに　ざたくと　ざぶとんが　ある

ザボンの　かわは　ざらざら　している

せんざい　つかって　ざぶざぶ　あらう

めざましどけいの　ブザーで　めざめた

あざみの　はっぱは　ぎざぎざ　している

いちざの　ざちょうが　ばんざいを　する

おそざきの　やえざくらが　あざやかです

おおざらの　やきざかなを　こざらに　とる

ピザも　ギョーザも　ざるそばも　すきです

ゆざめして　ひざが　こきざみに　ふるえます

ザトウクジラが　ざぶんざぶんと　およいでくる

おそうざいの　ざいりょうを　ざくざく　きります

ざっかやには　さまざまな　ざるが　ならんでいた

かるわざしの　はなれわざに　ざわめきが　おこった

ざあざあぶりの　あめで　さんざんな　めに　あった

デザートの　ざいりょうが　たりなくて　ざんねんです

ジグザグの　のぼりざかを　ちょうじょう　めざして　すすもう

じ [dʒi]

じ（語頭）

じこ	ジープ	じかん	じけん
じこく	じしゃく	じしょ	じしん
じそく	じだい	じびか	じぶん
じまん	じめん	じゆう	じんじゃ
ジグザグ	じっくり	じっけん	じてんしゃ
じどうしゃ	じろじろ	じんるい	じかようしゃ
じかんわり	じどうかん	じどうはんばいき	じんこうえいせい

じ（語尾）

あじ	かじ	きじ	くじ
にじ	ねじ	ひじ	ふじ
もじ	おなじ	いちじ*	かんじ
ぎょうじ	こうじ	こさじ	しゃもじ
しゅうじ	しょうじ	すうじ	そうじ
だいじ	つつじ	ひつじ	ページ
へんじ	もみじ	レンジ	おおさじ
おみくじ	オレンジ	スポンジ	にんじん
パンジー	ソーセージ	たからくじ	チンパンジー

じ（語中）

アジア	おじぎ	くじら	しじみ
てじな	はじめ	まじめ	ラジオ
あじさい	いじわる	エジプト	おじさん
おはじき	きゅうじつ	くじびき	したじき
じゅうじか	しょうじき	スタジオ	そうじき
はじめる	ふじさん	ブラジル	マジック
みじかい	こうじちゅう	たからじま	ねじまわし
ミュージカル	ドッジボール	やすみじかん	しょうぼうじどうしゃ

じ（文）

あじが じまんの ソーセージ

おやつの じかんは さんじです

みじかい にんじん みじんぎり

ひつじが にじを じっと みる

ジグザグ うんてん じこの もと

もうじき てじなが はじまります

くすりの あじは オレンジの あじ

じしんや かじの ようじん かんじん

みじかい じかんで すうじを かいた

オレンジ しぼって オレンジジュース

じぶんの じてんしゃ だいじに つかう

とけいの もじばん すうじが いっぱい

しょうぼうじどうしゃ かじで しゅつどう

いちじかんめは はちじはんに はじまります

おじいさんは しじみの みそしるが だいすきです

マジックで くじらと チンパンジーの えを かいた

はじめて ひいた くじで スポンジが あたりました

てじなを みに じどうかんまで じてんしゃで いきました

いじわるな おじさんが ようじを たくさん いいつけました

めいじんの つくった じまんの にんじんケーキは おいしい

もじもじ している ぼくを おじさんは じろじろ みていました

じどうしゃと じてんしゃが ぶつかって おおきな じこに なりました

ほんじつ いちじから ドッジボールの れんしゅうじあいを おこないます

おじさんは きゅうじつに じまんの ジープを あらい ガレージを そうじします

ず [dzɯ]

ず（語頭）

ずが	ずあん	ずがら	ずかん
ずきん	ズック	ずけい	ずこう
ずじょう	ずつう	ずつき	ずっと
ずのう	ずばり	ズボン	ずめん
ずるい	ずれる	ずいぶん	ずきずき
ずっしり	ずばずば	ずぶずぶ	ずぶぬれ
ずらりと	ずんぐり	ずがいこつ	ずばぬける
ずりおちる	ずわいがに	ずうずうしい	ズームレンズ

ず（語尾）

かず	きず	じゅず	すず
ちず	みず	あいず	おかず
クイズ	サイズ	じょうず	だいず
チーズ	なまず	ビーズ	ポーズ
みみず	レンズ	おもわず	かならず
かみくず	きりきず	ぐずぐず	くちかず
シーズン	シリーズ	ひとまず	つちふまず
マヨネーズ	あいかわらず	ガッツポーズ	てるてるぼうず

ず（語中）

あずき	いずみ	うずら	しずか
しずく	すずめ	つづき	ねずみ
パズル	はずれ	まずい	リズム
いたずら	いなずま	おりづる	かずのこ
くずかご	こうずい	すずむし	みずうみ
みずたま	うでずもう	きずぐすり	すこしずつ
ちらしずし	ながズボン	はずかしい	むずかしい
あとかたづけ	みずでっぽう	みずみずしい	えんぴつけずり

ず（文）

このみずは　のみみずです

みずでっぽうで　みずあそび

かずを　つづけて　かぞえます

きずが　ずきずき　いたみます

ふゆでも　ずっと　はんズボン

おかずは　すずきの　チーズやき

ずっと　ズックを　はいています

ズボンが　ずぶぬれ　はずかしい

すずめが　ずらりと　ならんでいる

しずかな　みずうみに　ひが　しずむ

リズムに　あわせて　おもわず　おどる

いたずら　ねずみが　チーズを　かじる

この　パズルは　ずいぶん　むずかしい

もずや　すずめを　ずかんで　しらべる

いたずらを　したくて　うずうず　している

みずいろの　ビーズの　かずを　かぞえます

おりづるが　すこしずつ　じょうずに　なった

ねずみに　すずを　つけることは　むずかしい

みみずくが　みずべの　もりで　ねずの　ばん

みずいろと　ねずみいろの　ズボンが　すきです

レンズを　よくみて　ガッツポーズで　はい　チーズ

あずきも　だいずも　うずらまめも　まめの　なかまです

うつくしい　いずみから　みずが　しずかに　ながれています

すずしい　あきに　すずむしの　すずのような　こえが　ひびく

ぜ [dze]

ぜ（語頭）

ぜひ	ゼロ	ゼリー	ぜんい
ぜんご	ぜんぶ	ぜいかん	ぜいきん
ゼッケン	ぜいたく	ぜったい	ぜっちょう
ぜつめつ	ゼニガメ	ぜひとも	ぜいむしょ
ゼラチン	ぜんあく	ぜんいん	ぜんかい
ぜんこく	ぜんざい	ぜんしん	ぜんぜん
ぜんたい	ぜんぽう	ぜんまい	ぜんめつ
ゼラニウム	ぜっこうちょう	ぜんそくりょく	ぜったいぜつめい

ぜ（語尾）

かぜ	なぜ	はぜ	ガーゼ
ごぜん	ざぜん	しぜん	あんぜん
おいかぜ	おおぜい	かんぜん	きたかぜ
ごちゃまぜ	ぐうぜん	そよかぜ	だんぜん
とうぜん	とつぜん	なつかぜ	なみかぜ
はなかぜ	はるかぜ	ふしぜん	まぜこぜ
しょうひぜい	すきまかぜ	だいしぜん	つむじかぜ
みなみかぜ	むかいかぜ	おたふくかぜ	こうつうあんぜん

ぜ（語中）

きぜつ	こぜに	まぜる	あぜみち
あとぜめ	えんぜつ	おおぜき	かぜのこ
かぜひき	クマゼミ	はぜのき	みずぜめ
アブラゼミ	かぜぐすり	かぜとおし	ごぜんちゅう
しぜんしょく	しぜんほご	プレゼント	まぜごはん
アルゼンチン	あんぜんピン	いちごゼリー	さんぜんえん*
ディーゼルカー	ひゃくにちぜき	ぶどうゼリー	みかんゼリー
ミンミンゼミ	ぎゅうにゅうゼリー	しぜんこうえん	エンゼルフィッシュ

ぜ（文）

はぜのきが　かぜに　そよぐ

かぜが　ぜんぜん　なおらない

かぜは　なぜ　ふくのでしょう

ゼリーを　ぜんぶ　たべました

かぜで　ぜんいん　おやすみです

ぐうぜん　みつけた　アブラゼミ

なぜだか　ぜんぜん　わからない

はるかぜ　そよかぜ　むかいかぜ

ゼッケン　ゼロは　ぜっこうちょう

おいしい　ゼリーを　ぜんぶ　たべた

プレゼントが　ぜんいんに　わたされた

この　ぜんざいは　ぜんぜん　あまくない

かぜふけ　かぜふけ　げんきに　たこあげ

ごぜんちゅうは　きたかぜが　つよいでしょう

こぜにいれに　こぜにが　ぜんぜん　ありません

かぜを　ひいたら　ガーゼの　マスクを　しましょう

はるかぜが　ふくころに　しぜんに　ゆきが　とけた

ディーゼルきかんしゃが　ぜんそくりょくで　はしってる

かぞくぜんいんで　ぜひ　ぜっけいを　みにきて　ください

とつぜんの　つむじかぜに　おおぜいの　ひとが　おどろいた

ゼラチンに　ミルクを　まぜて　ミルクゼリーを　つくります

いぜんは　はぜが　つれたのに　いまは　ぜんぜん　つれません

ぜんぽうの　あんぜんを　たしかめてから　ぜんしん　してください

きょうりゅうが　なぜ　ぜつめつしたのかは　かんぜんには　わかっていない

ぞ [dzo]

ぞ（語頭）

ぞう	ぞうか	ぞっと	ぞうに
ぞうり	ぞうえん	ゾウガメ	ぞうきん
ぞくぞく	ぞくっと	ぞうすい	ぞうてい
ぞうりょう	ぞろぞろ	ゾウリムシ	ぞうかんごう
ぞうきばやし	ぞうせんじょ	ぞうとうひん	ゾウアザラシ

ぞ（語尾）

なぞ	みぞ	がぞう	じぞう
せんぞ	どうぞ	ねぞう	ほぞん
えいぞう	かいぞう	かんぞう	げんぞう
こうぞう	しんぞう	せいぞう	せきぞう
そうぞう	どうぞう	ないぞう	なぞなぞ
ぶつぞう	もくぞう	もぞもぞ	れいぞう
インドゾウ	ひざこぞう	アフリカゾウ	ほねおりぞん

ぞ（語中）

かぞく	じぞく	なぞる	のぞく
のぞみ	みぞれ	よぞら	あおぞら
あげぞこ	いちぞく	いぬぞり	えぞまつ
エゾリス	おぞうに	かいぞく	かきぞめ
かぞえる	かわぞい	きんぞく	けいぞく
こぞって	しんぞく	せつぞく	それぞれ
とうぞく	どんぞこ	なべぞこ	はなぞの
ふなぞこ	ほしぞら	まんぞく	みぞおち
むぞうさ	もぞうし	ゆうぞら	れんぞく
オゾンそう	かぞえうた	くさきぞめ	ゴムぞうり
ふぞくひん	ほぞんしょく	れいぞうこ	おじぞうさま
かいぞくせん	すいぞくかん	そうぞうしい	みんぞくいしょう

ぞ（文）

かぞく　しんぞく　せいぞろい
ありが　ぞろぞろ　あるいている
おぞうにを　どうぞ　めしあがれ
かぞくそろって　かきぞめを　する
かぞくで　なぞなぞ　して　あそぶ
のぞみが　かなって　まんぞくです
えぞまつの　はやしに　みぞれが　ふる
ぞうきばやしから　あおぞらが　のぞく
ほしぞら　みあげて　ほしを　かぞえる
やさいは　れいぞうこで　ほぞんします
きんぞくを　こするおとに　ぞくぞくする
せすじが　ぞくぞく　しんぞうは　どきどき
もぞうしに　かいた　ぞうの　えを　なぞる
れいぞうこの　なかの　たまごを　かぞえる
それぞれが　ぞうりを　むぞうさに　ぬいだ
さんぞくが　ぞろぞろ　でてきて　ぞっとした
せんぞの　しょうぞうがを　ぞうてい　します
ほしぞらを　ながめて　ほしを　かぞえましょう
そうぞうしながら　かいぞくせんの　なぞを　とく
おじぞうさま　どうぞ　のぞみを　かなえてください
かわぞいの　いえで　ぞうかを　せいぞうしています
すいぞくかんに　かぞくづれが　ぞくぞくと　つめかける
とうぞくの　まいぞうきんさがしは　ほねおりぞんに　おわった
エゾリスも　エゾシマリスも　あなから　もぞもぞ　かおを　だす

ざ行（文）

おおぜいの　ぞうが　みずうみを　めざした
デザートの　ゼリーの　かずを　かぞえます
ひざの　きずを　むぞうさに　ガーゼで　ふいた
デザートの　あずきぜんざいを　ぜんぶ　たべた
かぞく　ぜんいんの　ズボンを　ざぶざぶ　あらった
ひざこぞうの　きずは　もう　ぜんぜん　いたくない
かぜ　かぜ　ふけ　ふけ　いたずら　こざるは　まけないぞ
ざあざあぶりの　あめで　かぞく　ぜんいん　ずぶぬれです
かわぞいの　さざんかは　きたかぜにも　まけず　さいている
むずかしい　なぞなぞが　ぜんぜん　わからず　ざんねんです
さまざまな　サイズの　ぞうりを　ぜんぶ　そろえて　おります
すいぞくかんは　おおぜいの　かぞくづれで　こんざつしていた
ゆざめして　かぜを　ひき　ぞくぞくするし　ずつうも　します
すずしい　かぜが　ふいてきて　よぞらに　せいざも　みえました
はざわりの　よい　かずのこを　どうぞ　ぜんぶ　おもちください
ひとざと　はなれた　みずうみに　たえず　かぜが　ふいています
プレゼントに　ビーズの　くびかざりを　もらって　まんぞくです
かいぞくが　かくした　ざいほうは　ぜったい　みつかる　はずです
あぜみちを　すぎると　ぞうきばやしまで　のぼりざかが　つづきます
バザーに　こぜにを　もっていき　ぞうかや　くずかごを　かいました
けさの　かぜは　ずいぶん　つめたいので　アザラシも　さぞ　さむかろう
こざるや　こぞうが　ねむっていても　みみずくの　こは　ぜんぜん　ねない
ぶつぞうの　まえでは　ぜったいに　ふざけないで　しずかに　して　ください
めずらしい　やえざくらを　みに　ぜんこくから　ひとが　おおぜい　おとずれる

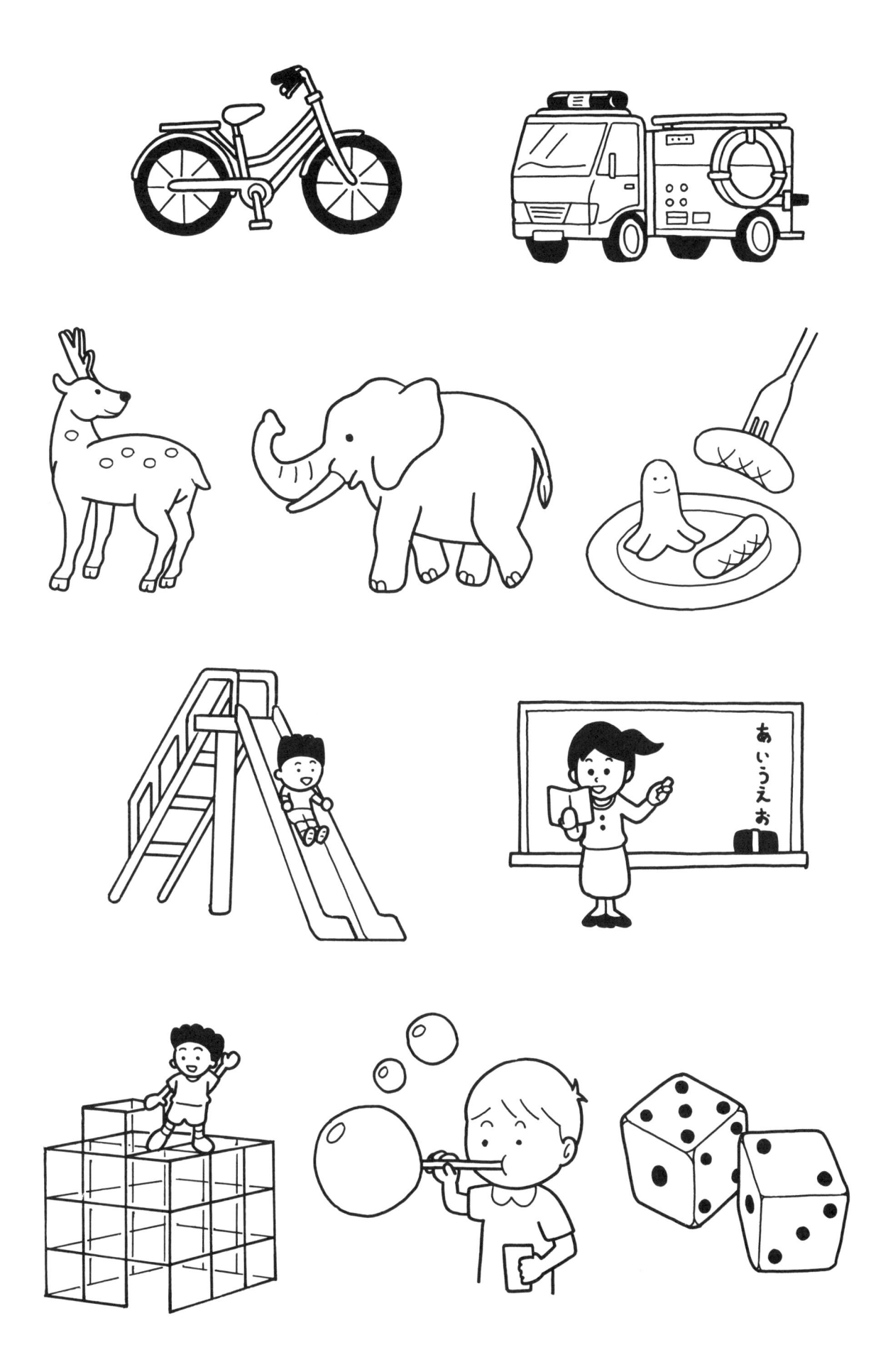

じゃ [dʒa]

じゃ（語頭）

ジャズ	じゃま	ジャム	じゃり
ジャガー	じゃぐち	ジャッジ	ジャスト
ジャパン	じゃれる	ジャンプ	ジャンボ
ジャージー	じゃがいも	じゃかじゃか	じゃまもの
じゃくてん	ジャケット	じゃじゃうま	ジャスミン
じゃぶじゃぶ	じゃらじゃら	じゃりじゃり	じゃりみち
ジャングル	じゃんけん	じゃんじゃん	ジャンパー
ジャーナリスト	ジャングルジム	ジャンボジェットき	ジャイアントパンダ

じゃ（語尾）

えんじゃ	おうじゃ	かんじゃ	けんじゃ
じんじゃ	せいじゃ	それじゃ	だいじゃ
にんじゃ	メジャー	レジャー	うじゃうじゃ
ぐじゃぐじゃ	しゅげんじゃ	レンジャー	マネージャー
すいはんジャー	メッセンジャー	おくまんちょうじゃ	

じゃ（語中）

おじゃま	くじゃく	パジャマ	むじゃき
きょうじゃく	ゴージャス	しんじゃが	たまじゃり
にくじゃが	びょうじゃく	まきじゃく	あまのじゃく
いちごジャム	かおじゃしん	りんごジャム	おたまじゃくし
ちりめんじゃこ	ビーフジャーキー	ジンジャーエール	ブルーベリージャム

じゅ [dʒɯ]

じゅ（語頭）

じゅく	じゅず	じゅつ	じゅうい
じゅぎょう	じゅうしょ	ジュース	じゅけん
ジュニア	じゅもん	じゅれい	じゅわき
じゅんじょ	じゅんび	じゅういち*	じゅうごや
ジューサー	じゅうじか	じゅうたい	じゅうだい
じゅうたん	じゅうでん	じゅうどう	じゅうばこ
じゅうみん	じゅうりょく	じゅんえん	じゅんばん
じゅうしまつ	じゅんかんバス	ジュークボックス	じゅうりょうあげ

じゅ（語尾）

かじゅ	かじゅう	きじゅん	しょくじゅ
しんじゅ	ちょうじゅ	ベージュ	やじゅう
いえじゅう	かいじゅう	がいろじゅ	けんじゅう
せきじゅん	そうじゅう	たいじゅう	ねんじゅう
ぼくじゅう	まんじゅう	みちじゅん	もうじゅう
りょうじゅう	きかんじゅう	げっけいじゅ	こうようじゅ
しんようじゅ	らくようじゅ	ひとばんじゅう	あいうえおじゅん

じゅ（語中）

ぎじゅつ	しゅじゅつ	のじゅく	ばじゅつ
かじゅえん	げいじゅつ	にんじゅつ	はんじゅく
まじゅつし	かんジュース	ごじゅうおん	しじゅうから
しんじゅがい	せきじゅうじ	そうじゅうし	にじゅういち*
にじゅうしょう	にじゅうとび	にじゅうまる	びじゅつかん
ふくわじゅつ	ふじゅうぶん	むじゅうりょく	ごじゅうのとう
さいみんじゅつ	そうじゅうせき	たいじゅうけい	りんごジュース*
うてんじゅんえん	さんじゅうのとう	もうじゅうつかい	こうつうじゅうたい

じゃじゅじょ

じょ [dʒo]

じょ（語頭）

じょし	じょおう	じょうき	じょうぎ
じょきん	じょうげ	じょげん	じょじょに
じょうず	じょうしゃ	じょうば	じょうぶ
じょうろ	じょゆう	じょうえい	ジョーカー
じょきじょき	じょうきゃく	ジョギング	じょせつしゃ
じょうだん	じょうとう	じょうはつ	じょうひん
じょうほう	じょうりく	じょおうばち	じょうしゃけん
じょうすいき	じょうようしゃ	じょうききかんしゃ	じょこううんてん

じょ（語尾）

まじょ	えんじょ	おうじょ	きんじょ
きゅうじょ	じゅんじょ	しょうじょ	どじょう
おくじょう	かいじょう	がんじょう	げきじょう
こうじょう	しゅつじょう	たいじょう	ちょうじょう
てんじょう	にゅうじょう	ぼくじょう	ほけんじょ
とうじょう	きょうぎじょう	ちゅうしゃじょう	ていりゅうじょ
ねんがじょう	ハイビジョン	ひこうじょう	やきゅうじょう
うんどうじょう	ひょうしょうじょう	りゅうぐうじょう	かいすいよくじょう

じょ（語中）

ほじょいす	おじょうさん	かいじょけん	すいじょうき
せつじょうしゃ	だいじょうぶ	たんじょうび	ひじょうぐち
ひじょうベル	かんじょうせん	ごうじょっぱり	すいじょうバス
たいじょうもん	にゅうじょうけん	にゅうじょうもん	わらいじょうご
きゅうじょばしご	さんかくじょうぎ	すいじょうスキー	とうじょうじんぶつ

じゃ　じゅ　じょ（文）

じゅんばん　きめよう　じゃんけんぽん
いっきに　じょそう　じょうずに　ジャンプ
かんじょうせんは　ねんじゅう　じゅうたい
じんじゃの　すずを　じゃらじゃら　ならす
たまじゃり　ふんで　じんじゃに　おまいり
おうじょの　たからは　くじゃくの　かんむり
そらとぶ　じゅうたん　じゃぶじゃぶ　あらう
にんじゃが　じょうずな　すいとんの　じゅつ
まじょが　とうじょう　じゅもんを　となえる
きゅうじょばしごで　しょうじょを　きゅうじょ
そうじゅう　ぎじゅつが　じょうたつ　しました
まじゅつしは　さいみんじゅつも　じょうずです
ねんがじょうを　じゅうまい　じょうずに　かいた
まきじゃくや　さんかくじょうぎを　じゅんびする
オレンジジュースと　りんごジュースを　かいました
じゃぐちから　みずが　じゃあじゃあ　ながれています
ぼくじょうで　じゃじゃうまを　じょうずに　のりこなす
じゅうばこの　なかに　まんじゅうが　にじゅうごこ　あります
きんじょの　かじゅえんでは　ジャムや　ジュースを　うっています
じょおうは　じょうひんな　じょうばふくで　にゅうじょうしました
じどうしゃが　じゅうたいに　まきこまれ　さんじゅっぷん　おくれた
ジャンボジェットきの　そうじゅうしは　そらの　おうじゃの　ようです
うんどうじょうに　にゅうじょうもんと　たいじょうもんを　つくりました
きんじょの　ほけんじょの　おくじょうには　ちゅうしゃじょうが　あります

じゃじゅじょ

た [ta]

た（語頭）

たき	たこ	たな	たね
たいこ	タイヤ	タオル	たかい
たきび	たぬき	たまご	たんす
たいせつ	たいそう	たいふう	たいへん
たいよう	たくさん	タクシー	たけのこ
たしざん	たすける	ただいま	たなばた
たのしい	たべもの	たまねぎ	たんけん
たんぽぽ	たからもの	タンバリン	たんじょうび

た（語尾）

いた	うた	かた	きた
げた	した	はた	ふた
ぶた	あした	あなた	かるた
バター	ボタン	まぶた	かんたん
くつした	くわがた	じゅうたん	セーター
バッター	ポスター	ほっぺた	まないた
モーター	ゆうがた	かぞえうた	つかいかた
ハムスター	エレベーター	ヘリコプター	ジェットコースター

た（語中）

あたま	あたり	いたい	かたち
かたな	こたえ	こたつ	はたけ
ひたい	ほたる	わたし	いたずら
かたかな	こうたい	しいたけ	スタート
ぜったい	せんたく	つめたい	はんたい
ネクタイ	はたらく	ぴったり	ほうたい
あたたかい	あたらしい	かたつむり	みずたまり
あとかたづけ	いただきます	インターネット	サンタクロース

た（文）

あしたは　カルタたいかいです

あたたかい　こたつに　あたる

ボタンを　ふたつ　とめました

いたずら　たぬきの　ものがたり

たんすに　ネクタイを　しまった

バターを　たっぷり　つけました

こがたの　タクシーが　やってきた

たんぽぽを　たくさん　つみました

あしたは　たのしい　たなばたまつり

たまごを　ふたつ　かために　ゆでた

たんすに　ぶつかったら　いたかった

はたの　つくりかたは　かんたんです

ふたてに　わかれて　たたかいました

あたたかになって　たんぽぽが　さいた

あたらしい　かたかなを　ならいました

ひたいに　できた　たんこぶが　いたい

タオルを　たたんで　たんすに　いれた

あしたは　たかはしくんの　たんじょうび

あした　はれたら　たねを　まきましょう

よごれた　くつしたを　せんたく　しました

あたまが　いたかったので　はやく　ねました

だいすきな　たまごやきを　たくさん　たべる

インターネットで　コンピュータの　つかいかたを　しらべました

かたたたきの　うたを　うたいながら　おばあちゃんの　かたを　たたいた

ち [tʃi]

ち（語頭）

ち	ちえ	ちず	ちかい
ちがう	ちから	ちきゅう	ちくわ
ちこく	ちしき	チーズ	チーム
ちまき	ちえのわ	ちかしつ	ちかてつ
ちかみち	ちきゅうぎ	ちくちく	チケット
ちいさい	チーター	ちちおや	ちっとも
ちらかす	ちらちら	ちりがみ	ちりとり
ちからもち	ちへいせん	ちらしずし	チンパンジー

ち（語尾）

いち	うち	くち	つち
はち	まち	みち	あっち
いのち	きもち	こっち	でぐち
でんち	どっち	ベンチ	マッチ
あいづち	あちこち	いちにち*	いりぐち
キッチン	さかだち	さかみち	しりもち
スイッチ	スケッチ	ちょうちん	ともだち
とんかち	ハンカチ	ブローチ	みつばち
ゆうだち	よりみち	うえきばち	ゆうえんち
きんぎょばち	サンドイッチ	ひじょうぐち	ひとりぼっち

ち（語中）

いちご	いちば	うちわ	おちば
こちら	いちねん*	いちばん*	くちばし
くちびる	くちぶえ	はちまき	はちみつ
まちがい	みちくさ	もちつき	こんにちは
にちようび	まちあわせ	ようちえん	ごちそうさま
しちめんちょう	キャッチボール	プラスチック	はやくちことば

ち（文）

いちばへ いく ちかみちです
たちまち うちが たちました
おちばが ちらちら まいおちる
こっちの チームが かちました
いちねんせいが いちばん ちいさい
ちかてつの いりぐちは こちらです
まちの あちこちに あきちが ある
みちに いちえんだまが おちていた
ちいさな ほしが ちかちか またたく
ともだちの うちは ここから ちかい
さかだち できたら ぱちぱち はくしゅ
くちぐちに はやくちことばを いっている
しちじに まちあわせて あさいちに いく
ちかいうちに ゆうえんちに いきましょう
ゆうえんちの ベンチで スケッチを します
キッチンの いりぐちに スイッチが あります
ハンカチと ちりがみを まいにち もっていく
まちあわせの ばしょを まちがえて ちこくした
みちに ちらばった おちばを ちりとりで とる
ようちえんで かちかちやまの はなしを きいた
いちじから いちばの まえで もちつきを します
ともだちと あきちで キャッチボールを しました
かなづちで ちから いっぱい くぎを うちつけます
チーズを はさんだ チーズサンドが いちばん すきです

つ [tsɯ]

つ（語頭）

つき	つぎ	つち	つの
つめ	つり	つる	ついで
つうか	つくえ	つくし	つごう
つづく	つばさ	つばめ	つつむ
つぼみ	つみき	つよい	つらい
つうろ	ついたち	つかれる	つけもの
つなひき	つめきり	つめたい	つりかわ
つきあたり	つなわたり	つまらない	つくつくぼうし

つ（語尾）

くつ	シャツ	なつ	ねつ
いくつ	おやつ	きせつ	キャベツ
こたつ	シーツ	にもつ	バケツ
パンツ	ひとつ*	ひみつ	あいさつ
いちがつ*	えんとつ	えんぴつ	きょうしつ
ぎょうれつ	しょうがつ	しょうとつ	しんせつ
スポーツ	せいかつ	たいせつ	どうぶつ
ドーナツ	ながぐつ	はちみつ	しゅっぱつ

つ（語中）

あつい	かつお	きつね	くつや
ひつじ	まつげ	まつり	あつめる
おつかい	きつつき	くつした	こづつみ
しつもん	せつめい	たつまき	てつぼう
とつぜん	はつめい	ひつよう	みつばち
もちつき	うつくしい	かたつむり	げつようび
さつまいも	なつみかん	なつやすみ	びじゅつかん
ひなまつり	そつぎょうしき	クリスマスツリー	こうつうあんぜん

つ（文）

あつい あつい なつが きた

なつの おまつり なつまつり

ひつじを つれた ひつじかい

つつみで つくしを つみました

いちがつ ついたち おしょうがつ

きつつき こつこつ きを つつく

くつが きつくて つめが いたい

つばめが えんとつに すを つくる

ひとつずつ べつべつに つつみます

ドーナツ ひとつ おやつに たべた

いちがつ ふつかに はつゆめを みる

つるが つばさを ひろげて とびたつ

おりがみで つるを いつつ おりました

くつずみを つけて かわぐつを みがく

つつじと さつきは ごがつに さきます

ロケットが ついに つきに つきました

ごはんつぶが シャツに くっついています

つららは つめたくて つるつる している

なつみかんを みっつ つつんで ください

こづつみを つくって そくたつで おくります

なつやすみに つくつくぼうしを みつけました

おつきさまに つきみだんごを つくって そなえる

げつようびには いつも つりぼりで つりを する

あしが つめたいので あつでの くつしたを はきます

て [te]

て（語頭）

て	てき	てつ	てあし
てあて	テープ	てがみ	てさげ
てじな	テスト	てちょう	テニス
テレビ	てんき	テント	ていねい
てっきょう	テーブル	てつだう	てつぼう
てのひら	てぶくろ	てっぺん	てっぽう
てんさい	てんぷら	てんじょう	ていりゅうじょ
テイクアウト	てんきよほう	てんとうむし	てるてるぼうず

て（語尾）

たて	どて	あいて	おもて
かたて	ききて	きって	じてん
すべて	にがて	みぎて	めあて
よてい	りょうて	あさって	あわてて
うめたて	うんてい	うんてん	カーテン
けっして	サボテン	たんてい	ついたて
できたて	にってい	ぬりたて	はじめて
はなして	ひだりて	ほんたて	よびすて
しあさって	つかいすて	ぼうはてい	えんぴつたて

て（語中）

すてき	すてる	はてな	ポテト
ホテル	あてさき	アンテナ	おてだま
おてんば	カステラ	ステップ	じてんしゃ
ステレオ	そだてる	たてじま	たてふだ
たてもの	ちかてつ	へんてこ	あわてもの
うんてんしゅ	していせき	しっている	もくてきち
ろてんぶろ	しょうてんがい	セロハンテープ	かいていトンネル

て（文）

てくてく あるいて くたびれた

テレビで てじなを やっている

てがみに あてなを かいています

てすりに つかまって たっている

てちょうに よていが かいてある

てびょうし とって きいています

みぎてに カステラを もっている

はじめて テニスを してみました

カーテンを あけて おもてを みる

ほんたてに ほんを ならべて たてる

あつい あつい できたての てんぷら

テラスに てるてるぼうずを つるします

ホテルの ろてんぶろに はいっています

ていねいに けがの てあてを してもらう

テーブルの うえに カステラが のっている

てんいんは てきぱきと しごとを しています

ちかてつに のって すてきな ホテルに いった

うんてんしゅは たてものの てまえで まっている

おもいきって てっていてきに そうじを しましょう

きを つけて じてんしゃを うんてん して ください

おてんきが いいので じてんしゃに のって でかけた

てがみを かいて きってを はって ポストに いれた

ホテルの テーブルには しろい テーブルクロスが かかっていた

できたての ポテトを りょうてで もって テーブルに はこびました

と [to]

と（語頭）

とげ	とし	とぶ	とら
とり	トイレ	とうふ	とおい
とける	とくい	とけい	となり
とびら	トマト	とまる	とんぼ
とうとう	とうばん	ときどき	とくべつ
としより	とつぜん	トナカイ	とびばこ
ともだち	トラック	トランク	トランプ
トンネル	としょかん	とっきゅう	とうもろこし

と（語尾）

はと	さとう	しごと	テスト
テント	ちょっと	ノート	ハート
ふとん	ボート	ポスト	ポット
ポテト	あしあと	いもうと	おとうと
ざぶとん	スカート	スケート	スタート
なっとう	ポケット	ままごと	ロケット
ロボット	プレゼント	ヨーグルト	ありがとう
おべんとう	おめでとう	カスタネット	チョコレート

と（語中）

おとな	ことし	ことば	ことり
ひとつ	ひとり	あやとり	えんとつ
かんとく	しりとり	ストーブ	ストップ
ストロー	そとがわ	にわとり	なわとび
パトカー	あかとんぼ	おとうさん	おとしだま
かぶとむし	かるたとり	もとどおり	ひとりごと
レストラン	あとかたづけ	てんとうむし	ひとさしゆび
ポテトチップ	ショートケーキ	ホットケーキ	ソフトクリーム

協同医書出版社の好評書

療育に携わる人のためのガイドブック

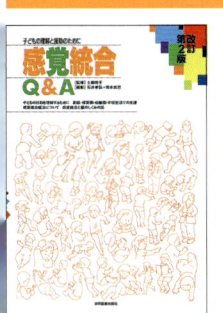

感覚統合Q&A 改訂第2版
子どもの理解と援助のために

土田玲子●監修
石井孝弘・岡本武己●編集

電子書籍あり
詳細はこちら

豊富なイラストとともに両親の質問にセラピストが答える形式で解説

現場でのニーズの高まりを見据え，第2部「家庭・保育園・幼稚園・学校生活での支援」を新設．第1部「子どもの行動を理解するために」，第3部「感覚統合療法について」では質問を大幅に増補し，子どもの抱える発達上の問題を日頃の行動の中から読み取り，子どもが必要としている援助を考えていく際の知識を幅広く解説．第4部「感覚統合と脳のしくみの話」では感覚統合理論の基礎になる脳の働きをふまえ，感覚統合の発達が子どもの学習や自尊心の育成にどのように関係するかまでを説明．発達障害の臨床に携わる人々，保育・教育関係者にとって，いっそう理解しやすい内容になっている．

●定価 **3,300**円(本体3,000円＋税10%) B5・250頁 ISBN978-4-7639-2135-2

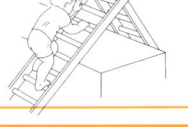

発達を観察し，理解する力を養うために

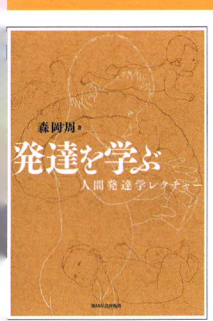

発達を学ぶ 人間発達学レクチャー

森岡 周●著

電子書籍あり
詳細はこちら

発達を 複数の視点 **運動と動作と行為 認知と言語 情動と社会性** **から 理解する**

「人間発達学」のこれからの潮流をとらえた新しい教科書

リハビリテーション脳科学の第一線で活躍する著者による「人間発達学」の教科書．発達を複数の視点から理解する方法を，豊富な図版とともにわかりやすく解説している．発達学の教科書で手薄だったブレインサイエンスの理論的根拠も漏れなく解説．さらに，基礎的な知識から最先端の知識まで，読者の興味を引きつける幅広い内容のコラムが充実している．小児医療，小児看護，保育，特別支援教育に携わる人々にとっても汎用的に活用できる教科書である．

●定価 **3,740**円(本体3,400円＋税10%) A4・2色刷・164頁 ISBN978-4-7639-1077-6

「きこえ」と「ことば」の問題の原因と援助方法がわかる本

Q&Aきこえとことばの相談室 50の質問とアドバイス

キャサリン L. マーティン●著／長谷川靖英●訳

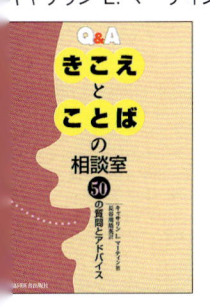

子どもたちの成長過程で直面する可能性があるさまざまな「きこえ」と「ことば」に関する問題を50のQ&A形式で紹介．保護者・援助者の視点に立った質問と，それに対する専門家によるアドバイスを豊富に示す．

詳細はこちら

●定価 **2,200**円(本体2,000円＋税10%)
A5・176頁 ISBN978-4-7639-3040-8

ディスレクシアの克服に向けて

読み書き障害の克服
ディスレクシア入門

B. Hornsby●著／苧阪直行・苧阪満里子・藤原久子●共訳

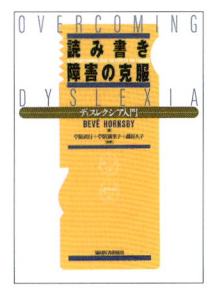

全般的な知的機能に遅れがないにもかかわらず，読み書きに問題を示すこの障害の理解のために，親・教師に向けて書かれた入門書．必要とされる具体的な援助方法を，アドバイスを含めてわかりやすく解説．

詳細はこちら

●定価 **2,090**円(本体1,900円＋税10%)
A5・176頁 ISBN978-4-7639-4004-9

協同医書出版社
〒113-0033 東京都文京区本郷3-21-10
Tel. 03-3818-2361／Fax. 03-3818-2368
kyodo-isho.co.jp

最新情報はこちらから

協同医書出版社の好評書

子どもにあったオリジナルプリントを簡単につくることができる

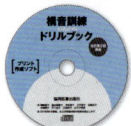

構音訓練のためのドリルブック [プリント作成ソフト] 改訂第2版準拠

操作説明YouTube動画

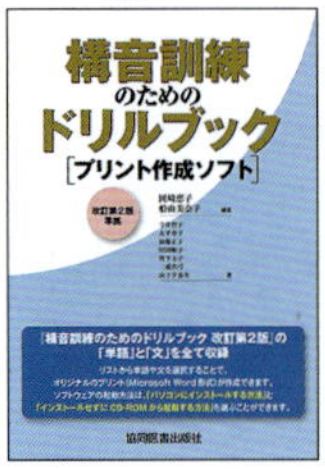

『構音訓練のためのドリルブック 改訂第2版』の内容をCD-ROMに収め，リストから単語や文を選択することで，オリジナルのプリント（Microsoft Word形式）が作成できるソフトウェア．ソフトの起動方法は，パソコンにインストールする方法と，インストールせずにCD-ROMから直接起動する方法が選べます．

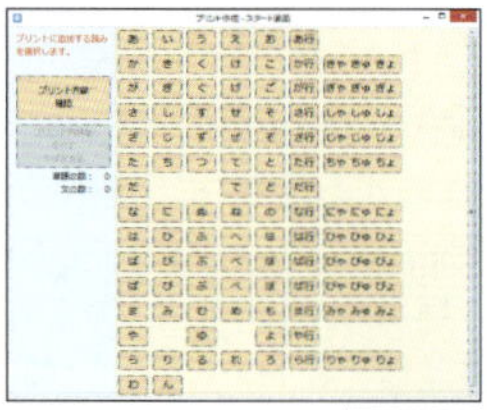

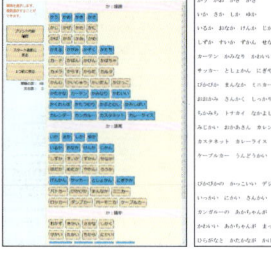

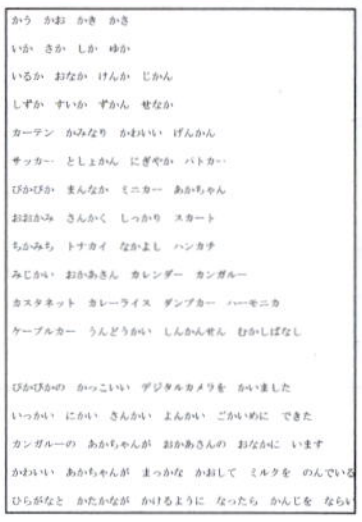

詳細はこちら

- 定価4,950円（本体4,500円＋税10％）
- CD-ROM・ケース入り，使用マニュアル付属　ISBN978-4-7639-3053-8
- 対応OS：Windows 8.1，10，11
- 対応するMicrosoft Wordのバージョン：2013，2016，2019，2021

ことばに遅れのある子どもの「ことば」を，どのように「育てる」のか？

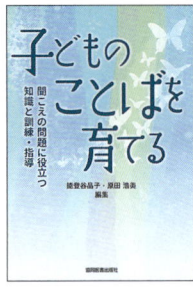

子どものことばを育てる
聞こえの問題に役立つ知識と訓練・指導

能登谷晶子・原田浩美●編集　●定価3,960円（本体3,600円＋税10％）　B5・200頁・2色刷
ISBN978-4-7639-3058-3

詳細はこちら

聞こえの仕組みの基礎から補聴器や人工内耳の最新情報，そして乳幼児期から就学期までの子どもの言語発達と実際に行う言語指導について詳しく述べられている．
特別支援学校，特別支援学級，きこえとことばの教室の教員や言語聴覚士にとって必要とされる知識と具体的な指導・訓練内容を知ることができる一冊．

主な内容
◆言語発達遅滞を生じる原因／聞こえのしくみ／難聴の種類と難聴を生じる耳の病気／新生児聴覚スクリーニングの流れと乳幼児聴力検査／難聴に対する補装具とその進歩／補聴器のしくみと役割　補聴器のしくみ／補聴器装用後の評価／人工内耳のしくみと役割　人工内耳のマッピングとその前後の指導　乳幼児のマッピング／学童期以降のマッピング後の評価と指導（幼児・学童）／難聴児の言語聴覚療法　0歳代の言語指導／1歳代から4歳代の言語指導／5歳代の言語指導／6歳代から就学時までの言語指導／難聴児の構音訓練／話しことばを用いて生活する難聴児者を世の中に知ってもらう活動　地域の学校教育現場との連携／話しことばを用いて生活する難聴者とそれを支える親の会／難聴に関する日常生活用具の紹介／乳幼児期の難聴児に対して行う具体的指導項目　事例　難聴の訓練経過中に運動障害が発見された例／家庭環境の調整が必要であった例（母親への支援を行った例／家庭環境の調整が必要であった例（父親の協力が得られにくい例）／超未熟児で出生した例／祖母が養育者となった例／ライフステージに沿った難聴児への指導

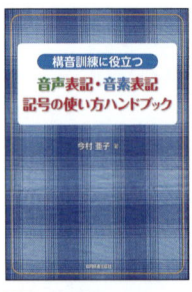

[ ]と/ /の使い分けがわかる構音訓練の記録をつけるための必読書！

構音訓練に役立つ 音声表記・音素表記 記号の使い方ハンドブック

詳細はこちら

今村亜子●著　●定価2,420円（本体2,200円＋税10％）　A5・148頁　ISBN978-4-7639-3051-4

目次

第1章●Q&A
音声記号について教えて下さい／構音障害臨床で観察された音声を記号で正確に書き写すことはできますか？／日本語の母音「ア」を音声記号で[a]と書いていいですか？／うさぎの「ウ」の音声は，[ɯ]ですか？　それとも[u]ですか？／音素表記について教えて下さい／音節とモーラ（拍）について教えて下さい／異音や相補分布について教えて下さい／「構音」と「調音」は同じですか？　ほか

第2章●こんなとき，どう書く？ 現場で取り組む日々の記録
「こんなとき，どう書く？」～構音訓練での音の書き方／「こんなとき，どう書く？」～初回面接のケース報告を簡潔に書いてみよう～　ほか

第3章●臨床に役立つ7つのエピソード
4歳児．聞き手×の指摘によって，本人○の音が実は×だったことに気づいた例／5歳児．聞き手×．本人○のズレについてつぶやいた例／小学4年生．聞き手○，本人×，および聞き手×，本人○という不一致を伝えた例　ほか

付録1　ミニマル・ペアを用意しよう／付録2　非語を活用して課題をつくろう／付録3　語末音節抽出課題の作り方／付録4　自己産出音声に対する他者と自分の語音知覚の一致を確かめる課題の作り方

協同医書出版社
〒113-0033　東京都文京区本郷3-21-10　kyodo-isho.co.jp
Tel. 03-3818-2361／Fax. 03-3818-2368

最新情報はこちらから

と（文）

とけいの おとで とびおきた

となりの ひとに とどけます

とおい ところで とりが なく

ボートに とまった あかとんぼ

とんとん とんとん とを たたく

ときどき ジェットきの おとがする

とつぜん オートバイが とびだした

とびらの とってが とれてしまった

ともだちは しりとりが とくいです

パトカーが やっと とうちゃくした

いもうとと そとで ままごとを した

たけとんぼは とおくまで とびました

ともだちと とんぼを とりに いった

おさとうが とけて べとべとに なった

おととい ともだちの いえに とまった

みなとの とうだいの ライトが ついた

ペットの ことりを とりかごに いれた

とけいが とちゅうで とまって しまった

ともだちは とおい ところに ひっこした

とっきゅうれっしゃが トンネルを とおった

やっと とびばこが とべるように なりました

コートの ポケットに トランプが ひとくみ はいっています

わたしには いもうとが ひとりと おとうとが ひとり います

とても おおきな トラックが みなとの とおりを とおっていった

た行（文）

トランペットを　ふいてみた
きっと　たすけに　きてくれる
たかい　ところは　にがてです
てきと　たたかう　かぶとむし
とても　たのしい　カルタとり
とのさまばったを　つかまえた
はんたいことばを　いってみた
もっと　テレビを　みていたい
タオルケットを　かけて　ねた
あわてて　とびらに　ぶつかった
おてだまが　ひとつ　たりません
かたてに　バットを　もっていた
ちゃんと　ノートを　もってきた
てがみを　ポストに　いれてきた
ともだち　たくさん　やってきた
わすれた　てがみを　とってきた
トマトが　たくさん　なっている
たかい　たかい　とうの　てっぺん
モーターボートに　のってみたい
おととい　カステラを　たべました
たぬきの　とこやは　ていきゅうび
とうふを　いっちょう　かってきた
ともだち　みんなで　てを　たたく
コートと　てぶくろを　ぬぎすてた

トイレに　いったら　てを　あらう
ことりと　いっしょに　うたっていた
たいこを　トントン　たたいています
とうがらしが　からくて　たまらない
ボタンが　とれて　こまってしまった
おとうさんと　たこあげを　しています
となりに　たてた　テントに　とまった
テープが　ぺたぺた　てに　くっついた
とれたての　とうもろこしを　もってきた
あたたかい　テラスで　うとうと　していた
おとうとは　いたずらを　して　しかられた
トラックの　うんてんせきに　のってみたい
せんたくものを　とりこむ　てつだいを　した
たかい　ところに　てんぼうだいが　ありました
おとうさんは　トランプの　てじなが　とくいです
たまごと　バターで　ホットケーキを　つくりました
とおくの　やまの　てっぺんに　はたが　たっている
きたかぜに　ふかれて　はたが　パタパタ　ゆれている
おとうさんは　トマトと　たまごを　テーブルで　たべた
サンタクロースが　プレゼントを　とどけに　やってきた
おとうとと　てを　つないで　たんぽぽを　つみに　いきました
たかこさんは　あたらしい　スカートを　はいて　でかけました
あたまが　とても　いたいので　びょういんで　みてもらいました
おとうとは　たったままで　ともだちを　じっと　まっていました
あしたの　てんきよほうに　よると　たいふうが　ちかづいている
とおりの　むこうに　あたらしい　レストランが　かいてん　しました

ちゃ [tʃa]　　ちゅ [tʃɯ]　　ちょ [tʃo]

ちゃ（語頭）

チャイム	ちゃいろ	チャック	ちゃつみ
ちゃのま	ちゃわん	チャンス	ちゃんと
ちゃくせき	ちゃくりく	チャーシュー	チャーハン
チャレンジ	チャンネル	チャンピオン	チャイルドシート

ちゃ（語尾）

おちゃ	むちゃ	おもちゃ	かぼちゃ
こうちゃ	こげちゃ	しんちゃ	せんちゃ
ばんちゃ	まっちゃ	むぎちゃ	やんちゃ
りょくちゃ	あかちゃん*	ガチャガチャ	キャッチャー
ごちゃごちゃ	ジェスチャー	にほんちゃ	ピッチャー
ほうじちゃ	めちゃくちゃ	もみくちゃ	ウーロンちゃ

ちゃ（語中）

いっちゃく*	おちゃづけ	おもちゃや	ケチャップ
とうちゃく	はっちゃく	ふじちゃく	へいちゃら
ぺちゃんこ	こげちゃいろ	むとんちゃく	いそぎんちゃく
いっチャンネル*	こうちゃケーキ	せっちゃくざい	まっちゃアイス

ちゅ（語頭）

ちゅうい	チューブ	ちゅうおう	ちゅうがく
ちゅうかん	ちゅうけい	ちゅうこく	ちゅうしょく
ちゅうしん	ちゅうだん	ちゅうもく	ちゅうもん
ちゅうがえり	ちゅうしゃじょう	チューリップ	チューインガム

ちゅ（語尾）

うちゅう	シチュー	ちちゅう	とちゅう
むちゅう	がいちゅう	くうちゅう	こんちゅう
しゅうちゅう	しょっちゅう	すいちゅう	せいちゅう
てきちゅう	でんちゅう	どうちゅう	にっちゅう
ねっちゅう	めいちゅう	ようちゅう	まっさいちゅう

ちゅ（語中）

ふちゅうい	うちゅうせん	はちゅうるい	とちゅうげしゃ
さっちゅうざい	しょちゅうみまい	ねんちゅうぐみ	ひやしちゅうか
ぼうちゅうざい	めいちゅうりつ	よぼうちゅうしゃ	しゅうちゅうごうう
すいちゅうめがね	えいせいちゅうけい	くうちゅうぶらんこ	かいちゅうでんとう

ちょ（語頭）

チョッキ	ちょきん	チョーク	ちょうし
ちょっと	ちょうど	ちょうかん	ちょうこく
ちょうじょう	ちょくせん	ちょうしょく	ちょうせん
ちょうだい	ちょうちょう	ちょうちん	ちょっぴり
ちょんまげ	チョコレート	ちょきんばこ	ちょうとっきゅう

ちょ（語尾）

いちょう	がちょう	しゃちょう	だちょう
てちょう	やちょう	えきちょう	きんちょう
さきっちょ	しんちょう	せいちょう	せんちょう
そんちょう	とくちょう	はくちょう	ほうちょう
あげはちょう	にっきちょう	きゅうかんちょう	もんしろちょう

ちょ（語中）

いたチョコ	ほちょうき	きちょうひん	きちょうめん
じんちょうげ	しゃちょうしつ	はくちょうざ	もうちょっと
いっちょくせん	いちょうなみき	えきちょうさん	しんちょうけい
たんちょうづる	おっちょこちょい	えんちょうせんせい	ミルクチョコレート

ちゃ ちゅ ちょ (文)

ちゅうしゃで ちょっと ないちゃった
ちょうだい ちょうだい チョコレート
がちょうの あかちゃん かわいいな
とちゅうで ちょっと おちゃを のむ
ちゅうくらいの ちゃわんが ちょうどよい
ウーロンちゃは ちゅうごくの おちゃです
ちょっと ちょうかんを みせて ちょうだい
チョークの さきっちょが ちょっと かけた
あかちゃんは おもちゃあそびに むちゅうです
ちょっきん ちょっきん はさみで ちょっきん
チャンピオンに ちょうせんする チャンスです
かぼちゃの シチューを ちょっと ちょうだい
おばあちゃんが ちゃのまで おちゃを のんでいる
しゃちょうは しょっちゅう しゅっちょう します
ちゅうかなべは チャーハンづくりに ちょうほうです
チャーシューメンの チャーシューは ちょっぴりでした
ちゅうしゃは ちょっと いたいけれど へいちゃらです
ちゅうがくせいの おにいちゃんは しんちょうが たかい
うちの こいぬは やんちゃで ちょっと おっちょこちょい
チャウチャウは ちゅうごくうまれの ちゃいろい いぬです
きいろい ちょうちょと しろい ちょうちょが とんでいます
きちょうは ちょうおんそくきを しんちょうに ちゃくりく させました
キャッチャーと ピッチャーが ちからを あわせて ちょうせん します
ちゅうしゃじょうの チューリップに ちょうちょうが とまっていました

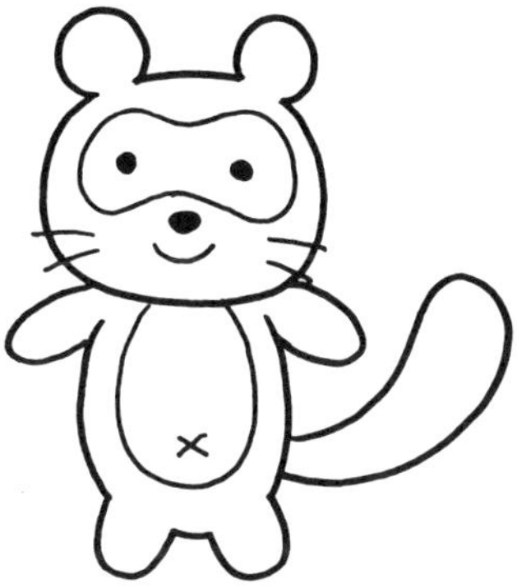

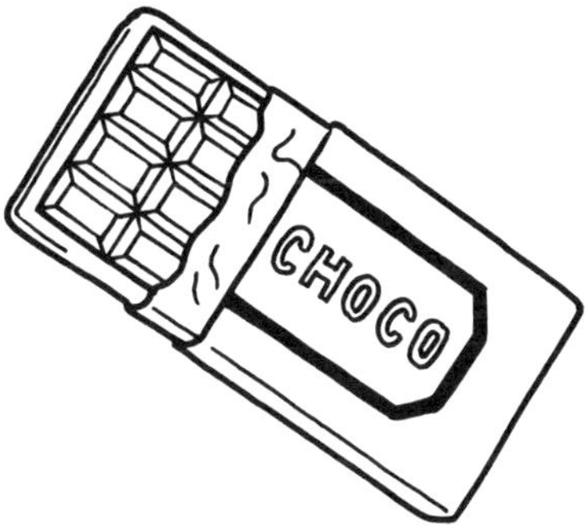
CHOCO

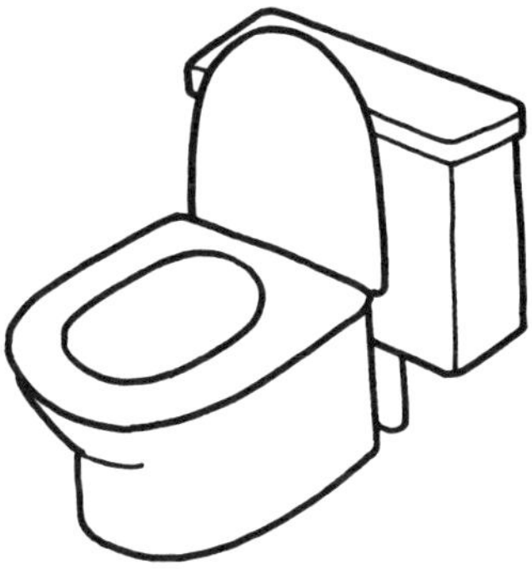

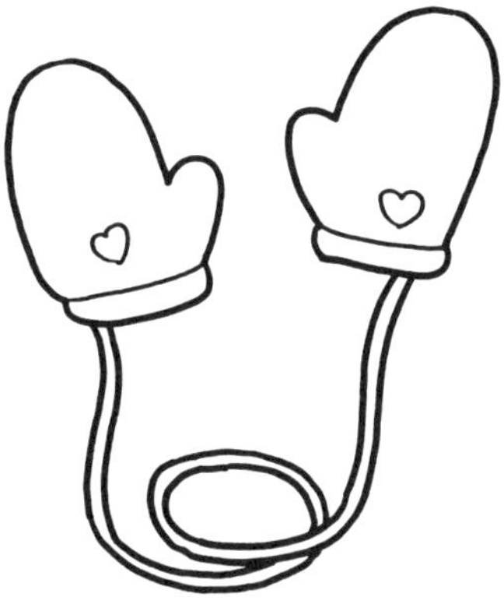

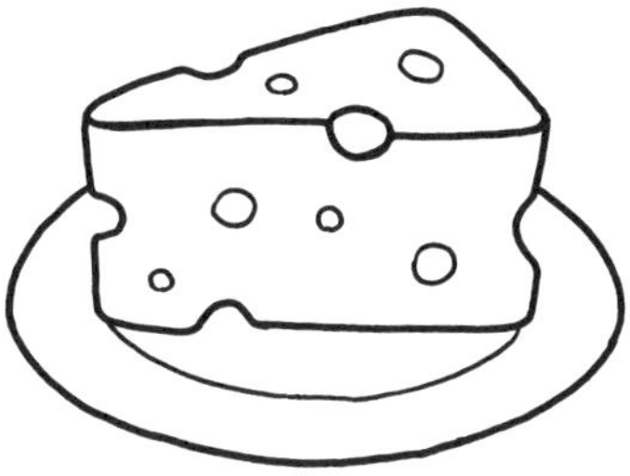

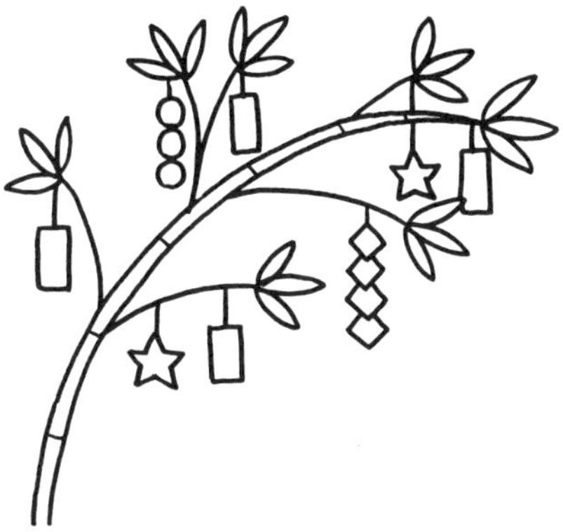

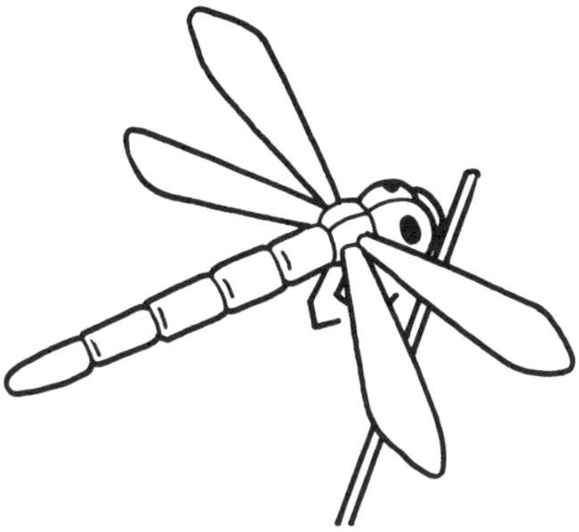

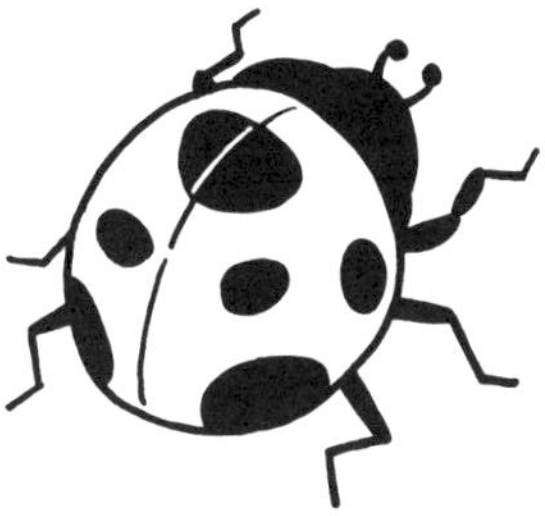

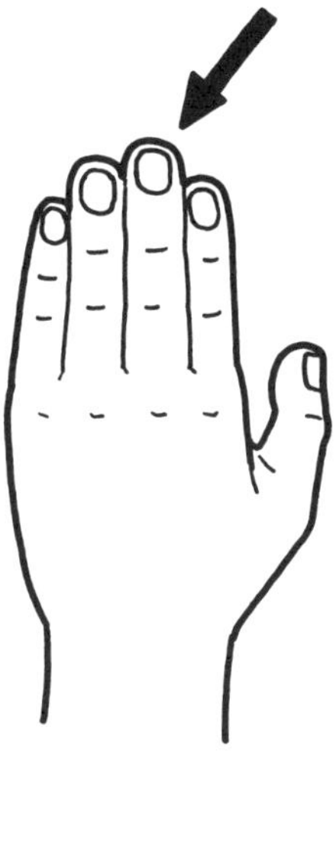

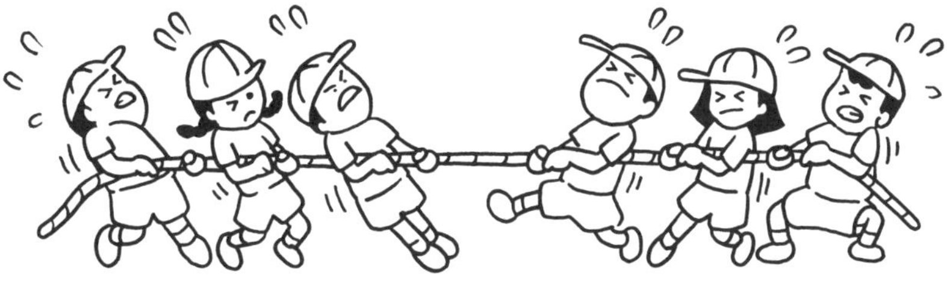

だ [da]

だ（語頭）

ダム	だめ	だれ	だいく
だいじ	だいず	だっこ	だちょう
ダリア	だるま	だんご	だんし
ダンス	だんち	だいこん	だいじな
だいじん	だいすき	だいぶつ	だんだん
だんぼう	だいどころ	だえんけい	ダンプカー
ダンボール	だいじょうぶ	ダイヤモンド	だいとうりょう

だ（語尾）

えだ	ただ	はだ	まだ
むだ	あいだ	いかだ	かだん
カナダ	からだ	きはだ	サラダ
なふだ	なみだ	ねだん	パンダ
らくだ	いわはだ	おうだん	オランダ
かいだん	サイダー	さんだん*	そうだん
たてふだ	ベランダ	まだまだ	ライダー
リーダー	カレンダー	グライダー	ラベンダー
キーホルダー	クリームソーダ	レッサーパンダ	テープレコーダー

だ（語中）

くだり	こだま	とだな	はだか
はだし	ひだり	ペダル	めだか
えだまめ	ください	くだもの	きょうだい
サンダル	しゅくだい	そだてる	ただいま
ちょうだい	てつだい	ともだち	ビーだま
ひきだし	ほんだな	もんだい	ゆうだち
おおだいこ	おとしだま	シャボンだま	すべりだい
めだまやき	ゆきだるま	いただきます	みたらしだんご

だ（文）

だいだい　だいくを　しています
だんだん　ペダルが　おもくなる
ともだちと　ダンスを　おどった
まだ　だれも　きていないようだ
からだを　だいじに　してください
きのえだを　おったら　だめですよ
くだものの　サラダが　だいすきです
だれが　ダンスを　しているのだろう
ひだりの　てで　ダイヤルを　まわす
くだもの　だいすき　なんでも　たべる
さわぐのは　だれ　さわいだら　だめよ
だらだら　しないで　いそいで　ください
ひだりの　かいだんを　のぼってください
だめだめ　はだかでいると　かぜを　ひく
かいだんで　ころんだけれど　だいじょうぶ
すべりだい　まだまだ　ずっと　すべれるよ
かだんの　ダリアが　だんだん　さいてきます
シャボンだまが　だんだん　じょうずに　なった
ともだちと　だいじな　そうだんを　しています
ビーだまを　ひきだしに　いれたのは　だれだろう
だいこんと　えだまめの　サラダは　からだに　よい
どうぶつえんで　らくだの　きょうだいを　みました
だいきらいな　だいこんが　だんだん　すきに　なった
みどりいろだった　だいだいが　だんだん　だいだいいろに　なってきた

で [de]

で（語頭）

でし	デモ	できる	デート
でぐち	でばん	でまど	でんき
でんしゃ	でんち	でんぱ	でんわ
でかける	できごと	でこぼこ	デザート
デザイン	でたらめ	デパート	でしゃばり
でんきゅう	でんげん	でんせん	でんたく
でんとう	でんぽう	でいりぐち	できあがり
デッドボール	でんしレンジ	でんでんむし	デジタルカメラ
でんぐりかえし	でんしオルガン	でんしんばしら	デコレーションケーキ

で（語尾）

うで	そで	はで	ふで
いえで	いでん	えふで	おでん
かえで	かどで	それで	ついで
とおで	なんで	ひとで	ひので
ふかで	ふなで	むかで	やつで
おもいで	キャンデー	ゲレンデ	せんでん
ていでん	ところで	ながそで	はんそで
ふりそで	みぎうで	バースデー	はつもうで

で（語中）

おでこ	ビデオ	ひでり	モデル
アイデア	いつでも	うでまえ	おでかけ
じょうでき	なでしこ	ふでばこ	うでずもう
うでどけい	いつまでも	いとでんわ	おめでとう
シンデレラ	せいでんき	はつでんしょ	プラモデル
ゆでたまご	アンデルセン	みずでっぽう	うでたてふせ
スチュワーデス	まめでんきゅう	けいたいでんわ	かいちゅうでんとう

で（文）

かぞくそうでで はつもうで
みぎの うでで うでずもう
すでで ひとでを つかみます
でんでんむしが でて こない
おでんに ゆでたまごを いれる
でんきやさんで でんちを かう
でんわに でたのは だれかしら
むかでが ぞろぞろ でてきたよ
あとで みんなで でかけましょう
ところで でんきやは どこでしょう
おでこに おできが できて こまった
かえでの おちばで しおりが できた
でんぐりがえしが できるようになった
はんそでの ようふくで でかけました
でんちで うごく でんしゃの おもちゃ
ついでに ゆでたまごでも ゆでましょうか
でこぼこみちを やまでらまで いそぎます
あたらしい デザインの プラモデルが でた
デパートで プラモデルを かって もらった
でんしゃで おでかけ おかあさんと おでかけ
いそいで いえを でて デパートに いきました
まほうつかいの でしは ほうきで そらを とんでいきました
でこぼこみちで ころんで でんしんばしらに おでこを ぶつけた
あたらしい デザインの デジタルカメラに でんちを いれました

ど [do]

ど（語頭）

ドア	どこ	どれ	どろ
どうぐ	どくしょ	どうさ	どうじ
どうぞ	どせい	どだい	どっち
どひょう	どりょく	ドレス	どうろ
どうわ	どきどき	どうくつ	どうけし
どうして	どしゃぶり	どうどう	ドーナツ
どうぶつ	どうよう	どようび	ドライブ
どらやき	ドロップ	どろぼう	どんぐり
どんどん	ドッジボール	ドレッシング	ドナルドダック

ど（語尾）

のど	まど	あまど	あみど
いちど*	うどん	おんど	カード
コード	こんど	しゃどう	たいど
ちょうど	ねんど	バンド	ぶどう
ベッド	やけど	リード	けんどう
しょくどう	すいどう	スタンド	スピード
てつどう	カスタード	グラウンド	ピラミッド
まがりかど	ママレード	ほっかいどう	おうだんほどう

ど（語中）

おどる	こども	ねどこ	みどり
おどろく	かどまつ	ゴンドラ	じどうしゃ
ハンドル	やどかり	ゆきどけ	あまやどり
いきどまり	いたみどめ	うでどけい	じどうかん
じどうドア	だいどころ	もとどおり	ランドセル
うんどうかい	サンドイッチ	ブルドーザー	ヘッドライト
ホットドッグ	うんどうじょう	こうそくどうろ	にゅうどうぐも

ど（文）

どろどろ　どろんこ　どろだらけ
ぶどうを　どんどん　めしあがれ
まども　ドアも　しめて　ください
ほとんど　どうじに　ドアを　あけた
あつい　うどんで　のどを　やけどした
けんどうの　どうじょうは　どこですか
こどもが　たのしく　おどりを　おどる
みどりの　ドレスで　きどって　あるく
どうけしが　おどけて　おどりを　おどる
みどりいろの　ドアを　どんどん　たたく
うどんの　どんぶり　おおきな　どんぶり
どろぼうは　でんわの　おとに　おどろいた
やどかりは　やどを　なんども　とりかえる
じどうしゃの　まどが　どうしても　あかない
だいどころに　どんな　どうぐが　ありますか
みどりの　じどうしゃで　ドライブ　しましょう
ドーナツと　ドロップと　どっちが　いいですか
のどが　ひどく　いたむので　のどあめを　なめた
どうぶつえんには　どんな　どうぶつが　いますか
こんどの　どようびに　どんぐりひろいに　いきます
グラウンドの　みぎどなりに　しょくどうが　あります
いどみずも　すいどうの　みずも　どちらも　つかえます
ベッドの　わきに　めざましどけいと　スタンドを　おいた
どしゃぶりの　あめで　どらねこも　あまやどりを　しています

だ行（文）

ひだりの ドアが でぐちです
こんどは だれの ばんでしょう
だんだん スピードが でてきた
どうぶつえんで パンダを みた
どこかで だれかが よんでいる
なみだが でるほど おどろいた
みんなで ダンスを おどります
どうして なみだが でるのだろう
どうぞ いえに おいで ください
かいだんで こどもが あそんでいる
どろだらけの てでは たべられない
おそくまで あそんでは だめですよ
くだりの でんしゃは どっちでしょう
なんども ともだちに でんわを した
くだものの なかでは ぶどうが すきだ
こどもべやの でんきを つけて ください
こどもたちが すべりだいで あそんでいます
サラダの ドレッシングは どっちが すきですか
どなたか よみふだを よんで くださいませんか
ゆうだちに あったので あまやどりを しました
でんしゃに のって だいすきな デパートに いった
どようびまでに いえで そうだん してきて ください
だいこんと やきどうふを いそいで かってきて ください
ダンプカーが スピードを あげて おおどおりを はしっていった

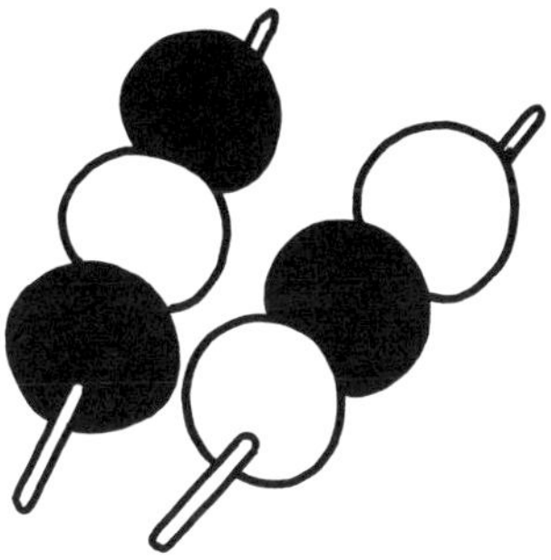

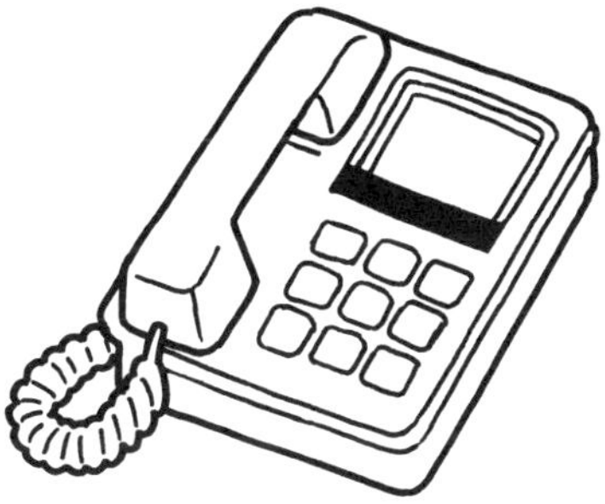

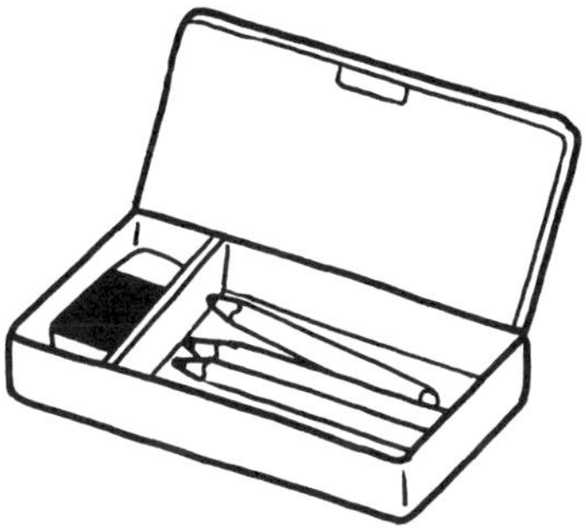

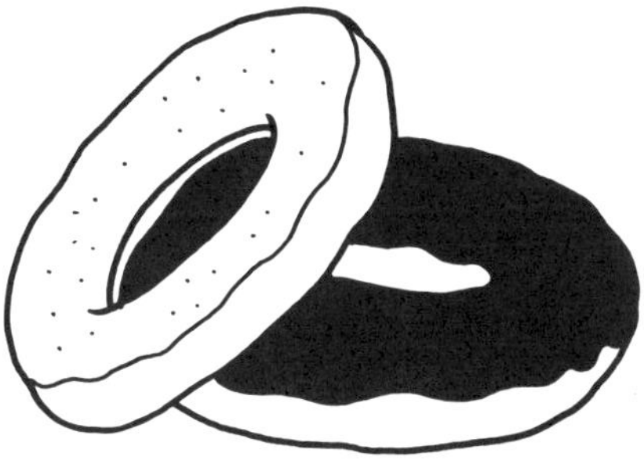

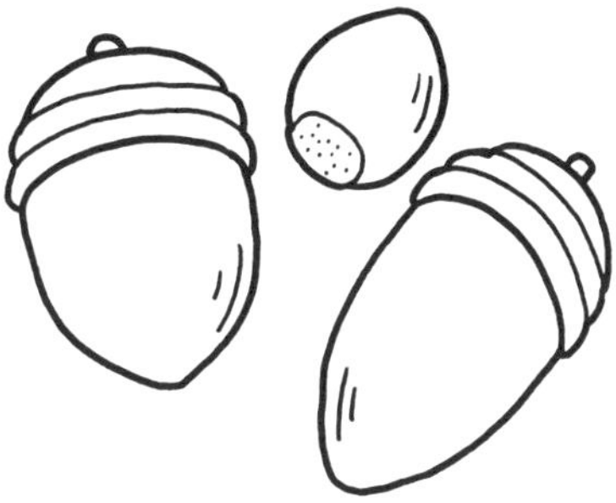

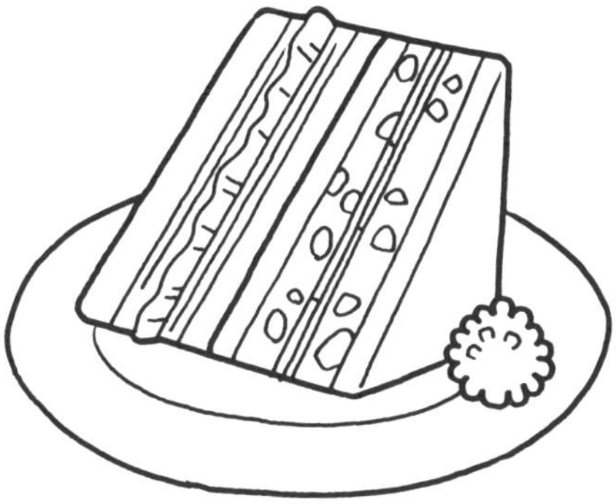

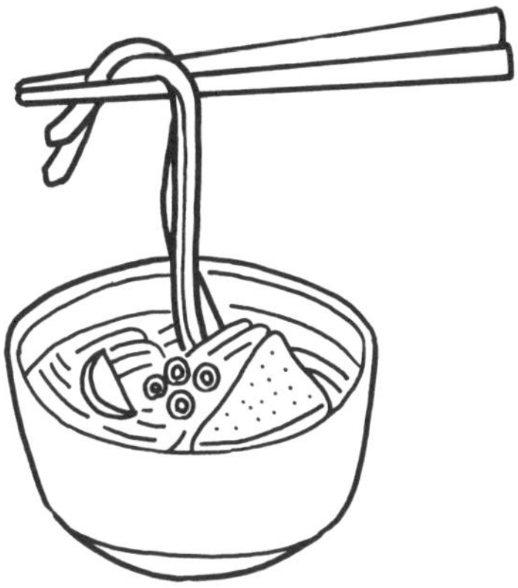

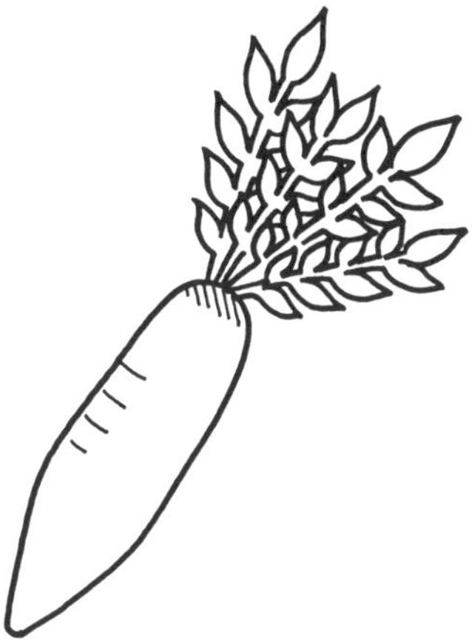

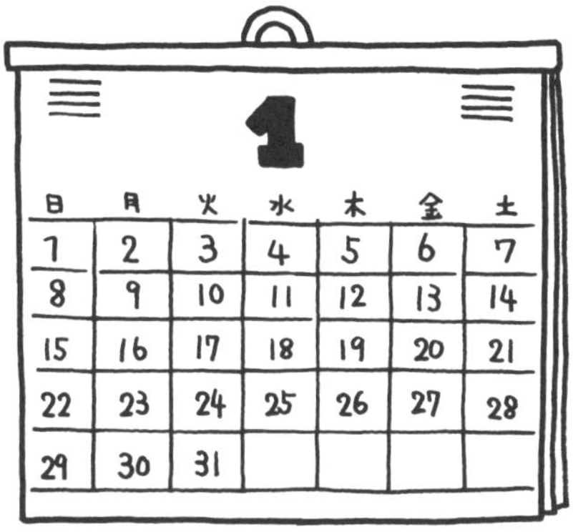
1
日 月 火 水 木 金 土
1 2 3 4 5 6 7
8 9 10 11 12 13 14
15 16 17 18 19 20 21
22 23 24 25 26 27 28
29 30 31

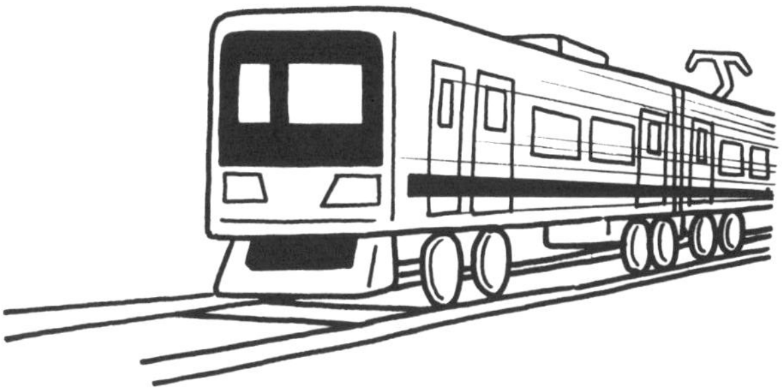

な [na]

な（語頭）

なく	なし	なす	なぜ
なつ	なに	なべ	なみ
ないしょ	ナイフ	ながい	なかま
なげる	ななめ	なまえ	なまず
なみだ	ながぐつ	なかゆび	なかよし
ながれる	なきごえ	なぞなぞ	なのはな
ナプキン	なわとび	なかなおり	ながれぼし
なつみかん	なつやすみ	なみしぶき	なんきょく

な（語尾）

あな	すな	たな	つな
はな	ひな	ふな	あおな
あだな	あてな	おとな	かたな
さかな	たづな	てじな	とだな
バナナ	みんな	おしばな	かぎあな
かたかな	こざかな	こまつな	サラダな
ひらがな	ほらあな	ほんだな	よこづな
ふりがな	おとしあな	トレーナー	バレリーナ

な（語中）

あなた	いない	うなぎ	おなか
おなじ	きなこ	すなば	せなか
となり	はなび	ひなた	みなと
よなか	わなげ	あぶない	おおなみ
カナリア	かみなり	こなゆき	たなばた
つなひき	ドーナツ	トナカイ	はなたば
はなびら	まないた	まんなか	おんなのこ
ピーナッツ	ひなまつり	ごめんなさい	パイナップル

な（文）

ながなすの　なえを　うえました

なきむし　なきがお　なかないで

なぞなぞ　なかなか　とけません

ひなたで　ドーナツ　たべたいな

ひらがな　なぞって　じを　ならう

おなべの　なかに　なっぱを　いれる

すなばの　すなで　すなやま　つくる

なかまと　おなじ　ながぐつ　はいた

カンナの　はなが　ならんで　さいた

なわとび　とんだ　ななかい　とんだ

おなかが　なってる　おなかが　すいた

なかよし　なかまが　ならんで　とおる

とだなの　なかの　もなかが　なくなった

なつの　よる　ながれぼしが　きれいだな

まないたの　まんなかに　さかなを　のせる

なつやすみ　いなかの　かわで　さかなつり

カナリアが　きれいな　こえで　ないている

あなたの　なまえを　なふだに　かいてください

きれいな　なのはなを　おしばなに　しましょう

なかよしの　ともだちと　ないしょの　おはなし

つなひきは　ながい　つなを　みんなで　ひっぱる

ななくさは　なずな　すずな　はこべなど　ななしゅるい

おとなに　なったら　バスの　うんてんしゅに　なりたいな

バナナと　パイナップルを　たべすぎて　おなかが　いたくなりました

に [ɲi]

に（語頭）

にく	にし	にじ	にわ
におい	にかい	にがて	にっき
にぎる	にくや	にげる	にぼし
にまめ	にもつ	にんき	にんじゃ
にがおえ	にこにこ	にっこう	にせもの
にほんご	にっぽん	にわとり	にんぎょう
にんげん	にんじん	にんにく	にぎりずし
にちようび	にらめっこ	にいにいぜみ	ににんさんきゃく

に（語尾）

あに	うに	おに	かに
くに	たに	なに	わに
すぐに	おもに	けがに	こぜに
じゅうに*	ぞうに	つみに	はつに
あかおに	いっしょに	きたぐに	くちべに
コンビニ	ざりがに	さんにん*	しまぐに
つくだに	どんなに	マカロニ	まつやに
やまぐに	ゆきぐに	たらばがに	バルコニー

に（語中）

アニメ	テニス	なにか	ひにち
いちにち	えんにち	おにぎり	ぎゅうにく
きんにく	しょうにか	たにそこ	とりにく
ひきにく	ビニール	ぶたにく	まいにち
まにあう	ミニカー	みにくい	おにごっこ
おにいさん	おにやんま	こんにちは	スニーカー
ハーモニカ	ピクニック	べにしょうが	ユニホーム
ランニング	クリーニング	ゆびにんぎょう	マカロニグラタン

に（文）

にいにいぜみが　にわで　なく
にしめ　にざかな　いいにおい
つみには　けがにと　たらばがに
にかいに　にもつを　とりにいく
かにコロッケに　にんじん　いれる
なになに　わにが　にわに　いる？
ピクニックの　じかんに　まにあった
うにの　にぎりずしを　にこ　たべた
あには　まいにち　ランニングを　する
おにぎり　じゅうにこ　にぎって　います
おにごっこ　おにが　げんきに　おいかける
たにがわに　ざりがに　とりに　いきました
にんにくの　においは　つよい　においです
えんにちが　いちにち　にぎわう　にちようび
にんじゃの　にっかは　にんじゅつの　けいこ
まいにち　いっしょに　テニスの　れんしゅう
にくやで　ぶたにくと　ぎゅうにくを　かいました
にわかあめ　ビニール　かぶって　いえに　かえる
おべんとうに　にんじんと　にまめが　はいっています
にいさんと　にかいで　いっしょに　にくまんを　たべた
おにいさんが　かいた　ぼくの　にがおえ　よく　にてる
いもうとは　まいにち　にんぎょうあそびを　しています
あかおにも　あおおにも　にこにこ　わらって　こわくない
こんどの　にちようび　やきにくを　たべに　いきませんか

ぬ [nɯ]

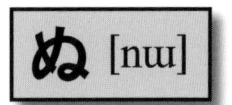

ぬ（語頭）

ぬか	ぬぐ	ぬし	ぬの
ぬま	ぬいめ	ぬげる	ぬまち
ぬらす	ぬりえ	ぬれる	ぬるい
ぬいいと	ぬいとり	ぬいばり	ぬいもの
ぬかづけ	ぬかどこ	ぬかみそ	ぬかるみ
ぬぎすて	ぬくもり	ぬくぬく	ぬけあな
ぬけがら	ぬのぐつ	ぬりかべ	ぬりたて
ぬりもの	ぬるぬる	ぬるまゆ	ぬいぐるみ
ぬりつぶす	ぬれねずみ	ぬぎっぱなし	ぬきあしさしあし

ぬ（語尾）

いぬ	きぬ	アイヌ	カヌー
こいぬ	かいいぬ	こまいぬ	しばいぬ
とさいぬ	のらいぬ	みしらぬ	やまいぬ

ぬ（語中）

くぬぎ	けぬき	しゅぬり	たぬき
てぬき	いきぬき	いぬかき	いぬごや
いぬぞり	いぬどし	うわぬり	おいぬく
かいぬし	かちぬき	かりぬい	かんぬき
かんぬし	きぬいと	きりぬき	くぎぬき
くつぬぎ	ぐしょぬれ	こめぬか	しおぬき
しみぬき	せんぬき	つつぬけ	てぬぐい
とげぬき	ばばぬき	びしょぬれ	ほねぬき
もちぬし	ゆびぬき	よりぬき	うるしぬり
くうきぬき	ごぼうぬき	しりぬぐい	たぬきそば
ひょうしぬけ	ペンキぬり	きぬおりもの	さぬきうどん
たぬきばやし	とおりぬける	めぬきどおり	きぬごしどうふ

ぬ（文）

したぬり　うわぬり　ペンキぬり
ぬりえの　たぬきを　きりぬいた
ぬるぬる　ぬかるみ　どろだらけ
ぬるい　ぬるまゆ　かぜを　ひく
せんぬきで　びんの　せんを　ぬく
こいぬは　ぬけみちを　とおりぬけた
いぬは　いぬかき　わたしは　ぬきて
てぬいで　ぬいぐるみを　ぬいあげる
あおい　きぬいとで　いぬを　ぬいとる
この　いぬの　かいぬしは　かんぬしです
ぬまの　ほとりの　くぬぎも　ぬれています
たぬきそばより　さぬきうどんを　たべたい
この　てぬぐいの　もちぬしは　だれですか
いぬは　かいぬしに　せいかくが　にてくる
しゅぬりの　ぬりぼんに　ぬりばしを　のせる
ぬいばりに　きぬの　ぬいいとを　とおします
くつぬぎに　ぬのぐつが　ぬぎすてて　あります
にわかあめ　びしょぬれに　なって　ぬれねずみ
うるしぬりの　ぬりものは　ぬるまゆで　あらう
かいいぬが　いぬごやで　ぬのきれを　かんでいる
こいぬが　おおきくなって　いぬごやに　はいれない
いぬぞりきょうそう　ほかの　いぬぞり　ごぼうぬき
こめぬかで　ぬかどこを　つくり　ぬかづけを　つける
めぬきどおりの　みせで　ぬのじと　ぬいいとを　かいます

ね [ne]

ね（語頭）

ねぎ	ねこ	ねじ	ねつ
ねる	ねうち	ねおき	ねごと
ねずみ	ねぞう	ねだん	ねどこ
ねぼう	ねまき	ねもと	ねらい
ねんざ	ねんど	ねがえり	ネクタイ
ねっしん	ねっちゅう	ねっとう	ねごこち
ねんまつ	ねんりょう	ねんれい	ねがいごと
ネックレス	ねじまわし	ねったいぎょ	ねんがじょう

ね（語尾）

あね	いね	かね	たね
はね	ばね	ふね	ほね
むね	やね	かきね	きつね
せぼね	なたね	はやね	ひるね
めがね	ゆぶね	ラムネ	アネモネ
うたたね	つりがね	ていねい	とめがね
なきまね	ひとまね	おろしがね	たすけぶね
ほかけぶね	むしめがね	わたしぶね	すいちゅうめがね

ね（語中）

こねこ	いねかり	いねむり	かねもち
たねなし	たねまき	たまねぎ	チャンネル
てまねき	トンネル	ながねぎ	はねつき
みけねこ	やまねこ	あさねぼう	エネルギー
おねえさん	かみねんど	こがねむし	はりねずみ
マグネット	まねきねこ	マヨネーズ	やねがわら
いちねんせい*	カスタネット	カーネーション	きねんしゃしん
たぬきねいり	てんねんガス	プラネタリウム	ミネラルウォーター

ね（文）

こねこが やねで ひるね する

ねいすで うたたね ほねやすめ

ねどこで かねのね ききました

みけねこが やねで はねまわる

いねむり ねえさん ふねを こぐ

ねこが いねむり ねずみが にげる

ねんどを こねて ねこを つくった

ながねぎ たまねぎ ねだんは いくら

ねている こどもに ねんねこ かける

はねつきの はねが かきねを こえた

ものまねぎつねが てまねき している

とめがねの ねじを ねじまわしで しめる

ねんがら ねんじゅう ねぼうを している

まねきねこ ひとや おかねを まねきます

こぎつねが ねっしんに ねがう ねがいごと

らいねんは なたねの たねを まきましょう

ねつが でて ねこんだ ひとに ねつさまし

ねどこでも なかなか ねむれぬ ねったいや

ねえさんは ねんまつに ねんがじょうを かく

ざんねんむねん きねんしゃしんを とりそこねた

がいこくの おみやげは ネクタイと ネックレスです

おじいさんは はやね はやおきで ひるねも します

こがねむしを むしめがねで ねんいりに かんさつした

トンネルを ぬけると くねくね まがる やまみちが つづく

の [no]

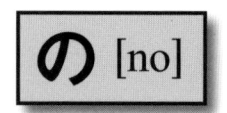

の（語頭）

のど	のむ	のり	のうか
ノート	のぎく	ノック	のこす
のぞみ	のどか	のばす	のはら
のぼる	のっぽ	のみち	のやま
のんき	のうさぎ	のうぎょう	のこぎり
のどあめ	のびのび	のみこむ	のみみず
のみもの	のらいぬ	のりまき	のりもの
のんびり	のこりもの	のぼりざか	のりかえる

の（語尾）

つの	ぬの	えもの	きのう
きもの	けもの	すその	ピアノ
ひもの	あみもの	いきもの	いれもの
かいもの	くだもの	しきもの	しなもの
せともの	たてもの	たべもの	つけもの
にせもの	はなぞの	ほんもの	もちもの
よみもの	わかもの	わるもの	おくりもの
おとしもの	かくれみの	たからもの	なまけもの

の（語中）

いのち	えのぐ	きのこ	きのは
せのび	ちゃのま	ひので	あおのり
いのしし	かずのこ	ここのつ	ささのは
たけのこ	たのしい	つのぶえ	てのひら
とのさま	なのはな	パノラマ	みのむし
ものおき	やきのり	あまのがわ	こうのとり
こいのぼり	こどものひ	おとこのこ	おんなのこ
このあいだ	ものがたり	モノレール	やまのぼり

の（文）

なつの　よぞらの　あまのがわ

のはらで　のびのび　のびを　する

おのや　のこぎり　ものおきの　なか

きのう　のった　のりものは　なあに

のどが　いたくて　のどあめ　なめる

のはらで　たのしい　のりものごっこ

やまの　すそのの　みずうみの　やど

おおきな　けものが　のしのし　あるく

きのみが　ここのつ　てのひらの　うえ

みどりの　きのめが　ぐんぐん　のびる

のどかな　はるの　のに　ののはなが　さく

この　えきで　モノレールに　のりかえます

かずのこは　わたしの　すきな　たべものです

こどものひ　まごいや　ひごいの　こいのぼり

この　つけものは　きのうの　のこりもの　です

ぼくの　たからものは　この　はこの　なか　です

のはらに　しきものを　しいて　のりまきを　たべた

のりを　のりしろに　のばして　のりづけを　します

やまのぼり　のりまき　のみもの　せなかの　リュック

やまの　なかで　みつけた　きのこは　どくきのこでした

ピアノを　ひいているのは　となりの　おんなのこ　です

あのこが　のんだ　のみものは　どんな　のみものでしょう

くだものの　なまえと　やさいの　なまえを　しらべましょう

このクラスは　おんなのこも　おとこのこも　のびのび　しています

な行（文）

ふねの　もちぬしに　なりたい

のらいぬ　のらねこ　なにしてる

ひらがな　ならった　なにぬねの

ねむいのに　なぜか　ねむれない

しなものに　ねふだを　ぬいつけた

なたねの　はなも　あめに　ぬれた

いぬごやの　やねに　あなが　あいている

いなかの　うちには　いぬも　ねこも　います

かきねの　なかに　はなしがいの　いぬが　いた

たぬきの　ほらあなに　きつねが　あそびに　きた

ねえさんは　なつやすみに　ぬいものを　しています

ほねを　くわえた　いぬが　となりの　にわに　いる

なつの　そらに　なないろの　にじが　かかっている

この　シャツに　なまえの　ぬいとり　おねがいします

あねが　テニスの　なかまに　こいぬを　もらいました

こだぬきが　やまの　ねぐらで　まいにち　ないている

びしょぬれに　なった　はねを　のきさきで　かわかす

かいものかごに　ながねぎと　きぬごしどうふを　いれた

ちいさな　ねずみの　ぬいぐるみを　だいて　ねむっている

トンネルを　ぬけると　めのまえに　はなばたけが　あった

この　みせには　たねなしぶどうが　ひとつも　みあたらぬ

おとしあなに　おちた　ねこは　やっとの　ことで　ぬけだした

かいぬし　いない　のらねこに　にぼしを　すこし　やりました

ちいさな　なふだに　なまえを　かいて　こどもの　むねに　つけた

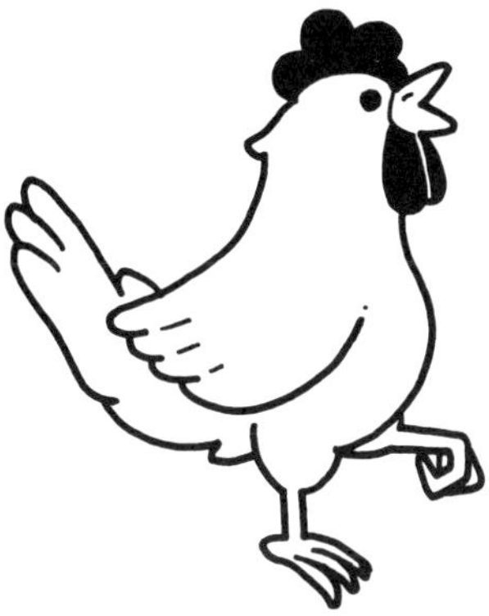
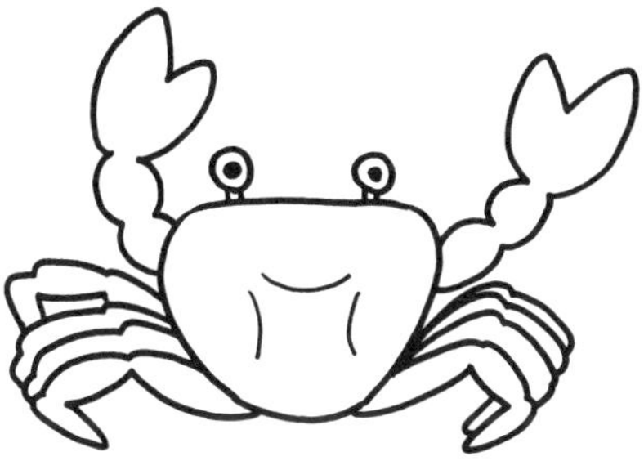
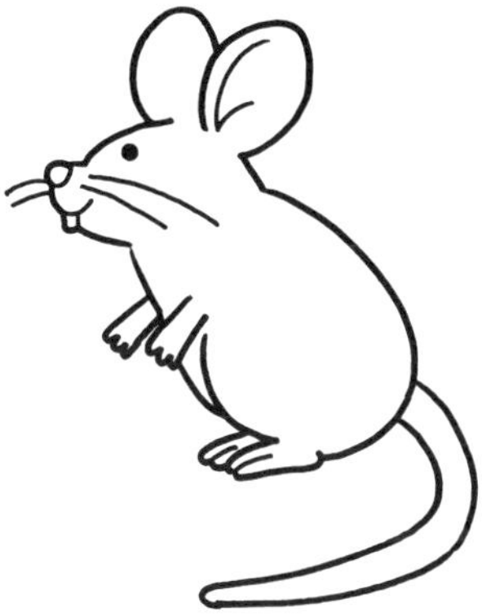
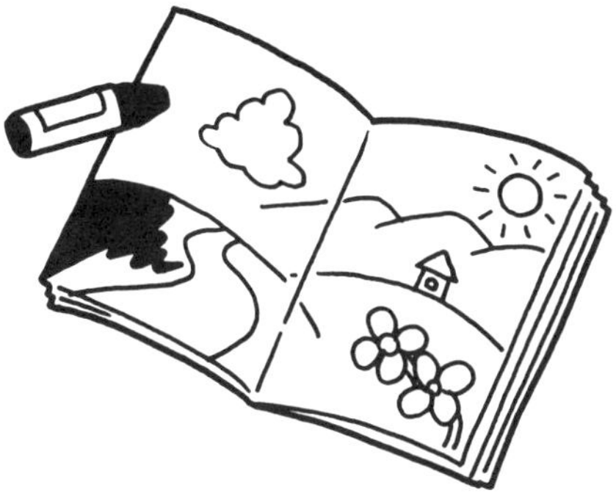
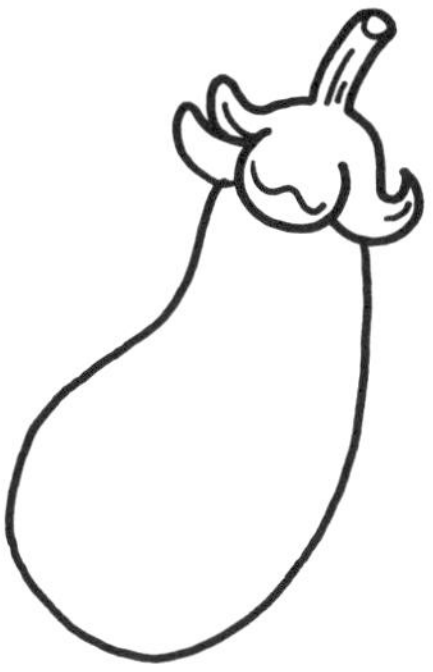
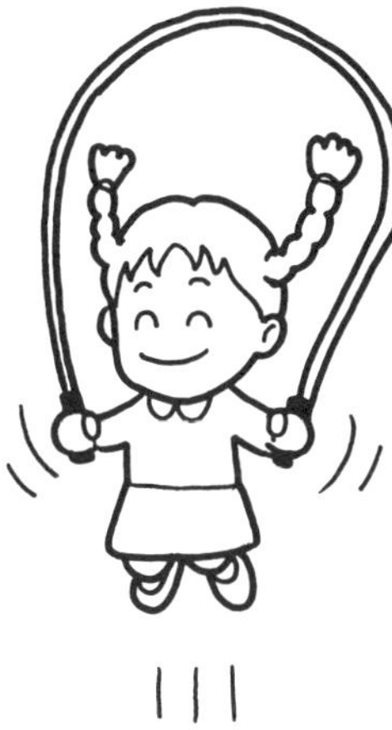
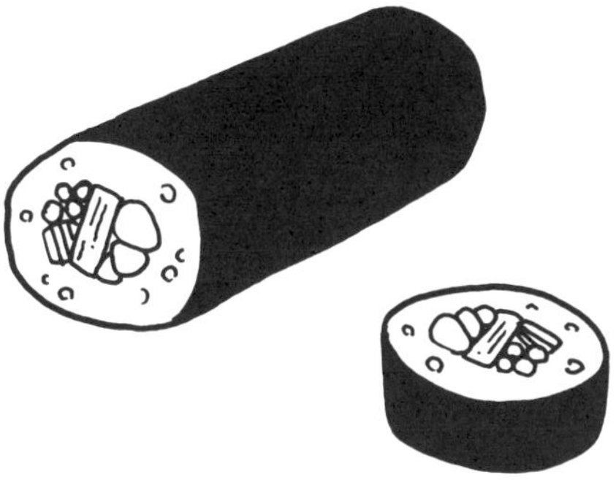
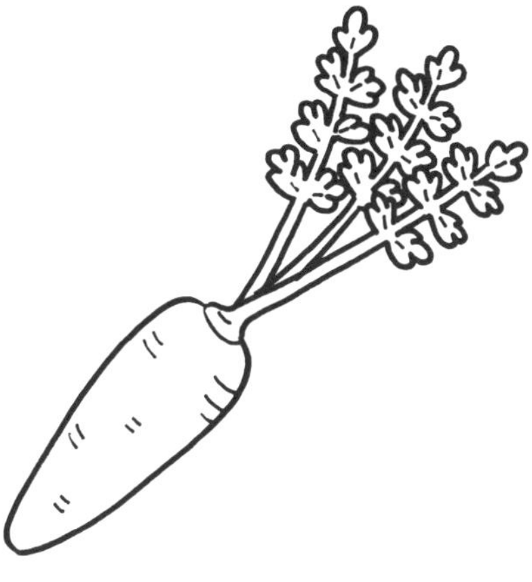
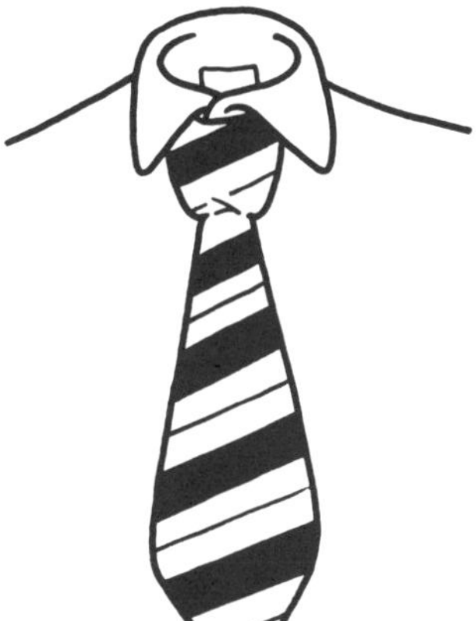

こくご

にゃ [ɲa]　にゅ [ɲɯ]　にょ [ɲo]

にゃ（語頭）

ニャーニャー　　　ニャンニャン

にゃ（語尾）

はんにゃ　　　　　ぐにゃぐにゃ　　　ふにゃふにゃ　　　むにゃむにゃ

にゃ（語中）

こんにゃく　　　　はんにゃめん　　　はんにゃきょう　　いとこんにゃく
こんにゃくいも　　こんにゃくだま　　さしみこんにゃく　ろうにゃくなんにょ

にゅ（語頭）

にゅうか　　　　　にゅうし　　　　　にゅうしゃ　　　　ニュース
にゅういん　　　　にゅうえん　　　　にゅうかい　　　　にゅうがく
にゅうぎゅう　　　にゅうこく　　　　にゅうしつ　　　　にゅうしょう
にゅうせん　　　　にゅうだん　　　　ニュートン　　　　にゅうねん
にゅうばい　　　　にゅうめん　　　　にゅうもん　　　　にゅうよく
にゅうりょく　　　ニューギニア　　　にゅうしぼう　　　にゅういんりょう
にゅうがくしき　　にゅうさんきん　　にゅうじょうけん　にゅうせいひん
にゅうどうぐも　　ニュージーランド　ニュースキャスター　にゅうじょうこうしん

にゅ（語尾）

かにゅう　　　　　きにゅう　　　　　ほにゅう　　　　　ぼにゅう
メニュー　　　　　ゆにゅう　　　　　しんにゅう　　　　とうにゅう
れんにゅう　　　　きゅうにゅう　　　ぎゅうにゅう　　　しゅうにゅう
だっしふんにゅう　コーヒーぎゅうにゅう　フルーツぎゅうにゅう

にゅ（語中）

マニュアル	かにゅうしゃ	きにゅうらん	きゅうにゅうき
しんにゅうしゃ	どうにゅうぶ	ほにゅうびん	ほにゅうるい
ゆにゅうひん	りにゅうしょく	おおにゅうどう	しんにゅうせい
せんにゅうかん	たこにゅうどう	てんにゅうせい	トップニュース
りんじニュース	ぎゅうにゅうびん	しょうにゅうどう	しんにゅうきんし
じゅうだいニュース	でんこうニュース	ぎゅうにゅうゼリー	ぎゅうにゅうパック

にょ（語頭）

にょらい	にょろり	によいぼう	にょっきり
にょうぼう	にょきにょき	にょろにょろ	

にょ（語尾）

せんにょ	てんにょ	けんにょう

にょ（語中）

しゃかにょらい	ひにょうきか	あみだにょらい	とうにょうびょう

にゃにゅにょ

にゃ にゅ にょ（文）

にょろり にょろにょろ へびが いく
ニューヨークの ニュースを ききました
にゅうわな めを した にゅうぎゅうです
にゅうぎゅうも くじらも ほにゅうるいです
にゅうせいひんは まいにち にゅうかします
きょうの メニューは こんにゃく ばかりです
そんごくうは にょいぼうを にゅっと だした
てんにゅうせいは ニューヨークから きました
にょっきり にょきにょき たけのこが はえる
ぎゅうにゅうやが とうにゅうも はいたつする
ちちは きにゅうらんに なまえを きにゅうした
ニュースキャスターが りんじニュースを つたえる
にゅうがくしきから かえって すぐ にゅうよく した
ニュージーランドから ぎゅうにくを ゆにゅう しています
にゅうせいひんや にゅうさんきんいんりょうが だいすきです
はんにゃの めんは きばのような はが にゅっと でている
こんにゃくは こんにゃくいもを こなにしてから つくります
にゅうよく したあと のむ ぎゅうにゅうは とても おいしい
ニューカレドニアからの りゅうがくせいが にゅうこく しました
ねこが ニャーニャー ないていたので ぎゅうにゅうを あげました
にゅうしゃしきには おおぜいの しんにゅうしゃいんが しゅっせきした
ゆうえんちに にゅうえん するときは にゅうえんりょうを はらいます
にゅうがくしきの かいじょうに しんにゅうせいが にゅうじょうしました
しんにゅうきんしの みちを しんにゅう してくる くるまが いて こまる

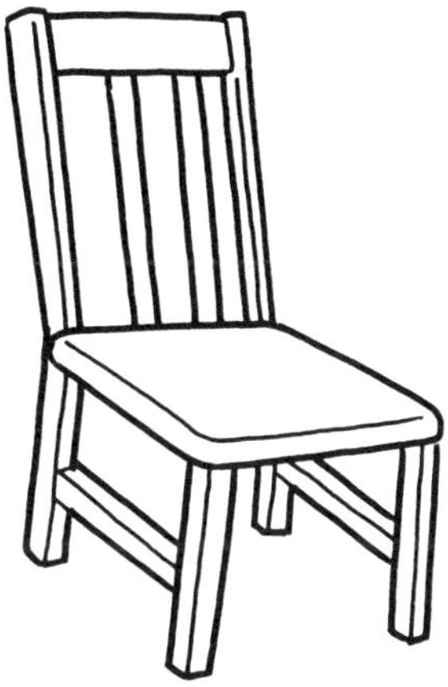
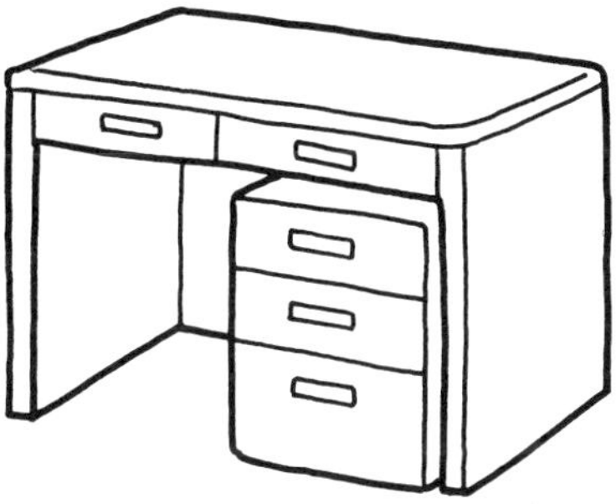
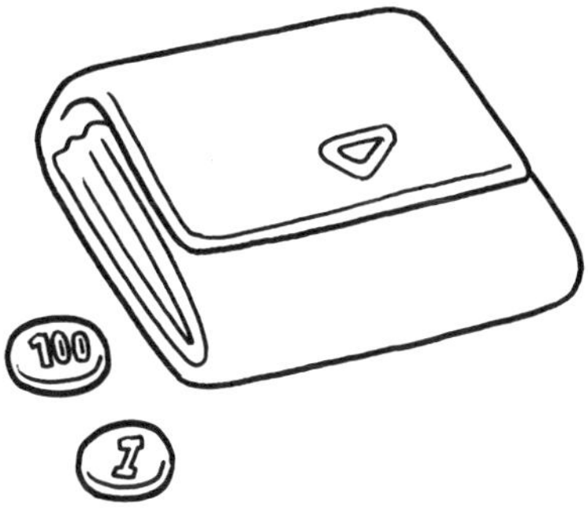
100
1
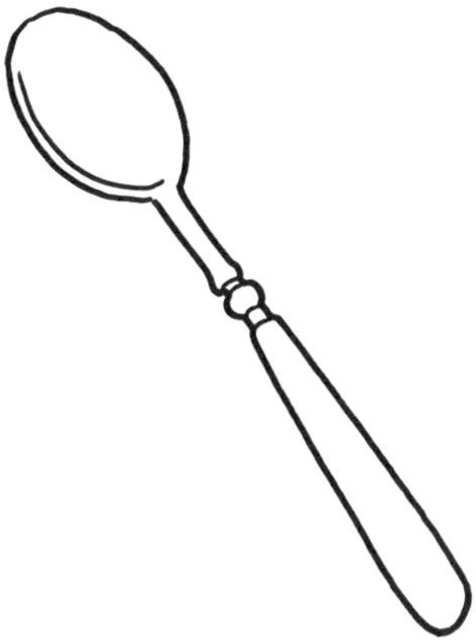
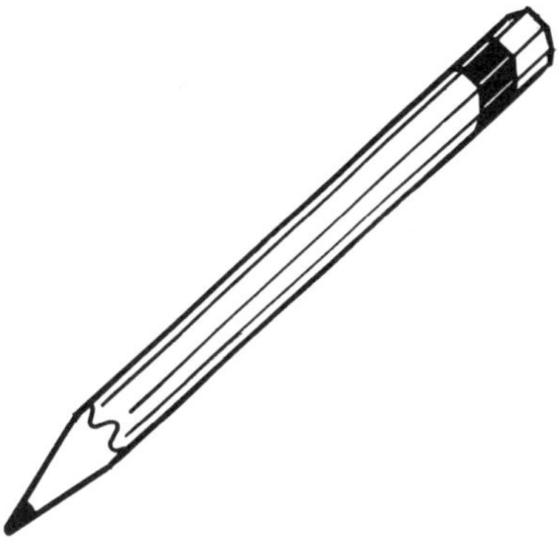
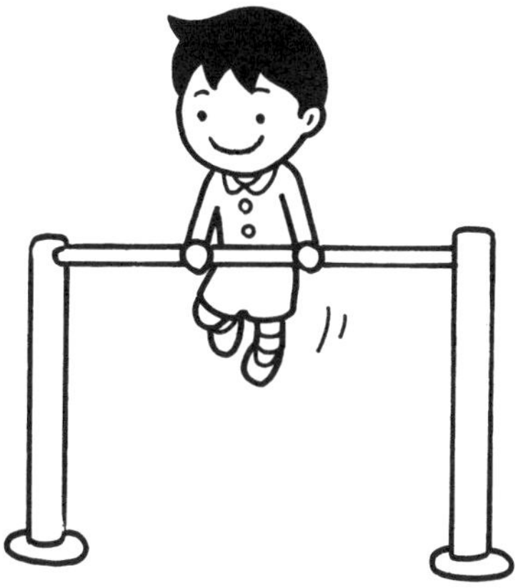

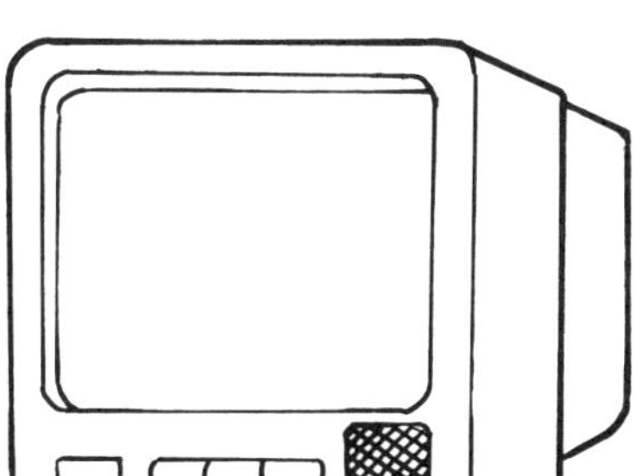
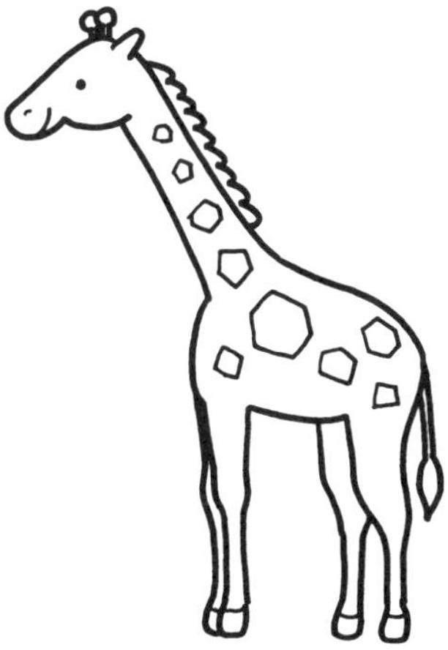

は [ha]

は（語頭）

は	はこ	はた	はと
はな	はね	はは	ハム
はり	はれ	はがき	はかり
はくしゅ	はこぶ	はさみ	はしご
はじめ	はしら	はしる	はずれ
はたけ	はだし	ハート	はなび
はっぱ	はんこ	はいいろ	はいたつ
はっきり	はくさい	はくちょう	はたらく
はちまき	はちみつ	はつめい	はなまる
はブラシ	はやおき	はらはら	はらっぱ
はらぺこ	はるかぜ	ハンカチ	はんたい
はんぶん	ハイキング	ハムスター	ハンバーグ

は（語尾）

あげは	かれは	きのは	このは
マッハ	ささのは	ごはん	せきはん
チャーハン	あさごはん	いちじはん*	くりごはん
ひるごはん	まぜごはん	ゆうごはん	スピードいはん

は（語中）

おはぎ	けはい	しはつ	のはら
みはり	めはな	おはじき	えはがき
おはよう	かけはし	かたはば	かわはば
きれはし	くさはら	こうはく	じょうはつ
すなはま	ていはく	なのはな	ひょうはく
みはらし	よこはば	りょうはし	あげはちょう
おいはらう	とくはいん	ふくらはぎ	ロースハム
せいはんたい	たくはいびん	せんこうはなび	セロハンテープ

は（文）

のはらに おはなが さいている

ハムサンドを はんぶん たべた

はじめに はさみで きりましょう

はやい はやい ささのはの ふね

はなの はなびら はらはら ちった

はやおきすると ごはんが おいしい

おはしを つかって ごはんを たべよう

はさみで かれはを はんぶんに きった

はっぱを ハンカチに つつんで はこぶ

はるかぜで はたが ハタハタ はためいた

はちまきを しめて はりきって はしります

はしの はんたいがわまで はだしで はしる

きのはを あつめて はがきに はりつけました

すなはまで せんこうはなびを はじめましょう

はきはきした こたえに はくしゅが おこった

ごはんが すんだら はブラシで はを みがこう

あげはちょうが はくさいの はたけを とんでいる

わたしの ははは おはぎを はちこ つくりました

はやく はるが きて なのはなが さかないかなあ

あした はれたら はらっぱへ ハイキングに いこう

はちじはんに ハンバーグと チャーハンを たべました

アロハシャツを はおって ハワイの すなはまを あるく

ハートもようの はんズボンの あかちゃんが はいはい しています

はじめて はさみを もった こどもを ははは はらはら して みまもります

ひ [çi]

ひ（語頭）

ひ	ひげ	ひざ	ひじ
ひな	ひも	ひえる	ひかげ
ひがし	ひかる	ひくい	ひなた
ひつじ	ひとつ	ひとで	ひにち
ひので	ひばり	ひびく	ひみつ
ひよこ	ひらく	ひろう	ひろば
ひきだし	ひきわけ	ひこうき	ひっこし
ひそひそ	ひだりて	ひとびと	ひっぱる
ひまわり	ひらがな	ひらひら	ひりひり
ひさしぶり	ひじょうぐち	ひとねむり	ひとりごと
ひなまつり	ひるごはん	ひとさしゆび	ひなたぼっこ

ひ（語尾）

きょひ	ぜひ	あさひ	おうひ
かいひ	がくひ	はつひ	ゆうひ
あくるひ	うみのひ*	きねんひ	けいひん
コーヒー	さくひん	しょうひん	しょくひん
ちちのひ*	ははのひ*	きねんひん	こうつうひ
こどものひ*	せいかつひ	マントヒヒ	しんせいひん

ひ（語中）

あひる	おひれ	ごひき*	まひる
あごひげ	おとひめ	おひるね	くつひも
たてひざ	つなひき	てのひら	てまひま
はばひろ	みちひき	おおひろま	おひめさま
くりひろい	しおひがり	なりひびく	ハイヒール
はつひので	もうひとつ	おちばひろい	コーヒーまめ
しらゆきひめ	ようひんてん	コーヒーゼリー	えきまえひろば

ひ (文)

ひそひそ　ひみつの　はなしです

ひなだん　ひしもち　ひなまつり

ひいらぎを　ひとえだ　ひっぱる

ひとつ　ひとつ　くりを　ひろった

あひるの　つなひきは　ひきわけです

ひだりの　ひざが　ひりひり　します

ひだりてで　ひもを　ひいて　ください

ひがたで　ひとでを　ひとつ　ひろった

ひまわりの　したで　ひつじが　ひるね

あくるひ　おうひは　ゆうひを　ながめた

ひじきを　ひたひたの　みずに　ひたします

ひぐれに　なったら　ひとまず　ひきかえそう

てのひらを　ひんやりした　みずに　ひたします

マントヒヒは　ひかげで　ひとねむり　していた

ひがしの　ひくい　やまから　おひさまが　でた

コーヒーが　ひえないうちに　ぜひ　めしあがれ

ひこうきが　ひがしに　むかって　とびたちました

ひだりての　ひとさしゆびに　とんぼが　とまった

ひなたの　ひろばには　ひとっこひとり　いません

ひろい　ひろい　ひろばで　ひなたぼっこを　しました

つくえの　ひきだしに　ひみつの　はこが　はいっている

あのひとは　あひると　ひよこに　えさを　あげていました

あのひから　あめばかりで　おひさまの　ひかりが　まちどおしい

ちょうちょうが　はねを　ひろげて　ひらひらと　とんでいきます

ふ [ɸɯ]

ふ（語頭）

ふえ	ふく	ふた	ふね
ふゆ	ふえる	ふかい	ふきん
ふくろ	ふしぎ	ふすま	ふたつ
ふだん	ふつう	ふとい	ふうふ
ふもと	フライ	ふろく	ふっくら
ふさふさ	ふじさん	ふうせん	ふうとう
ふとまき	ふみきり	フラッシュ	フランス
ふうりん	ふりかけ	ふるさと	フルーツ
ふろしき	ふわふわ	ふんいき	ふんすい
ふゆやすみ	フライパン	ふるどけい	フライドポテト

ふ（語尾）

きふ	ひふ	がくふ	かふん
くふう	グラフ	ゴルフ	さいふ
しばふ	すいふ	セーフ	せりふ
とうふ	ナイフ	ピラフ	ほうふ
もうふ	わふう	きょうふう	スカーフ
たいふう	ばくふう	ようふう	キックオフ
コンビーフ	ちゅうかふう	やきどうふ	パンタグラフ

ふ（語中）

おふろ	なふだ	にふだ	よふけ
リフト	わふく	アフリカ	あめふり
おうふく	おてふき	かいふく	きりふき
こうふく	せいふく	だいふき	だいふく
とうふや	ビフテキ	マフラー	ようふく
ワッフル	エビフライ	かふんしょう	かみふうせん
ソフトボール	パンフレット	セルフサービス	ソフトクリーム

ふ（文）

あと　ごふんで　ふねが　でます

ふうせん　ふわふわ　そらへ　とぶ

もうふと　ふとんを　ほしましょう

ふたりで　ふしぎな　ふえを　ふく

あかい　ふうせん　あおい　ふうせん

あたらしい　ふとんは　ふかふかです

ふじさんの　ふもとに　ゆきが　ふる

ふとい　えふでで　ふうけいを　かく

ふしぎな　ふねが　ふいに　あらわれた

ふでばこの　ふたに　なふだを　つける

ふきこぼれた　おゆを　だいふきで　ふく

ふるい　ようふくを　ふろしきに　つつむ

スカーフが　きょうふうに　ふきとばされた

おかあさんと　ふたりで　おふろに　はいった

かぜが　ふくと　ふるい　ふうしゃが　まわる

ようふくやの　ふうふが　ゴルフに　でかけた

さむい　ふゆのよるは　ゆどうふが　おいしい

グレープフルーツを　ナイフで　ふたつに　きった

ふかい　ふかい　もりのなかに　ふくろうが　すんでいます

あげたての　えびフライを　ふうふう　ふいて　たべました

おてふきで　てを　ふいてから　フライドポテトを　めしあがれ

だいふきで　つくえを　ふいて　ピラフと　フルーツを　ならべます

ふんすいの　まわりの　しばふに　すわって　ソフトクリームを　たべた

カリフラワーを　フライパンで　いためた　ちゅうかふうの　りょうりです

へ [he]

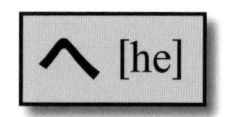

へ（語頭）

へい	へそ	へた	へび
へや	へり	へる	へいき
へいさ	へいや	へいわ	へこむ
へちま	へんか	へんじ	ヘアピン
へいじつ	へいせい	へいたい	へたばる
へいちゃら	へとへと	へなへな	へいねつ
へいぼん	ヘディング	ヘルシー	ヘルパー
へんこう	へんきゃく	へんしょく	へんしん
へんそう	へんてこ	ヘアブラシ	ヘッドギア
ヘッドホン	へびいちご	ヘリポート	ヘルメット
へんかきゅう	ヘアスタイル	へいきんだい	へいこうせん
ヘッドライト	ヘリコプター	へんとうせん	ヘルスメーター
へのへのもへじ	ヘラクレスオオカブト		

へ（語尾）

えへん	かへい	しへい	ちへい
はへん	ふへい	わへい	おうへい
かいへい	こうへい	しゅうへん	すいへい
そのへん	たいへん	ふこうへい	バウムクーヘン

へ（語中）

おへそ	うみへび	シマヘビ	じょうへき
すりへる	どくへび	やぶへび	かいへいき
しちへんげ	ちへいせん	にしきへび	わけへだて
がらがらへび	すいへいせん	ぞうへいきょく	せかいへいわ
たいへいよう	ふたつへんじ	ふへいふまん	がっきゅうへいさ
すいへいびよく	にりょうへんせい*	ホームヘルパー	おしあいへしあい

へ（文）

へやの　なかに　へびが　いた

たかい　へいきんだいでも　へいきです

へびを　みて　へなへなと　へたりこむ

へいに　へのへのもへじの　えを　かいた

へちまの　つるが　へいに　とどきそうです

このへんに　へびが　でたとは　たいへんだ

あたまの　おおきい　へびは　どくへびです

ぼくは　へいせい　がんねんに　うまれました

ちらかった　へやの　そうじは　たいへんです

ヘアブラシが　へんなかんじに　へこんでいる

へんじも　しないで　へらへらと　わらっていた

かみなりに　おへそを　とられたら　たいへんだ

へびつかいは　へびに　さわっても　へいきです

ヘディングの　れんしゅうで　へとへとに　なった

おなかが　へったので　バウムクーヘンを　たべちゃった

ヘリポートの　しゅうへんの　どうろが　へいさ　された

たいへん　たいへん　へんな　ヘリコプターが　とんできた

たたみの　へりが　へんな　いろに　へんしょく　している

へやの　なかで　ヘンデルの　きょくを　ヘッドホンで　きいた

ヘルメットを　かぶって　ヘリポートから　ヘリコプターに　のった

へいの　まえに　とめてある　くるまの　ヘッドライトが　へこんでいる

ふるい　じょうへきの　うちがわに　へびを　かいた　へきがが　みつかった

へいねつに　もどったけれど　まだ　へんとうせんのへんが　へんなかんじです

このへんでは　かきねや　いたの　へいが　へって　ブロックの　へいが　ふえた

ほ [ho]

ほ（語頭）

ほか	ほし	ほね	ほる
ほうき	ほくろ	ほこり	ほしい
ホース	ほそい	ほたる	ほのお
ホテル	ほうび	ほめる	ホーム
ほんき	ほうかご	ほかほか	ほがらか
ほっきょく	ほくほく	ほうさく	ほうじちゃ
ほおずき	ほうせき	ほうそう	ほうたい
ほとんど	ほうちょう	ほのぼの	ほっぺた
ほうほう	ほほえみ	ほやほや	ほらあな
ほんだな	ほんもの	ほいくえん	ほけんしつ
ほとけさま	ほにゅうるい	ホームラン	ほんとうに
ほっかいどう	ホットケーキ	ほうれんそう	ホットプレート

ほ（語尾）

ごほ*	とほ	いなほ	えほん
きほん	にほん	まほう	みほん
もほう	よほう	かたほう	けいほう
こくほう	じょうほう	たいほう	ちょうほう
ひょうほん	ヤッホー	りょうほう	ちゅういほう
ヘッドホン	インターホン	てんきよほう	かんとうちほう*

ほ（語中）

よほど	あなほり	ごほうび	そのほか
ちらほら	とうほく	なるほど	にほんご
ものほし	やまほど	おほしさま	ゴムホース
ニホンザル	マンホール	ゆうほどう	ユニホーム
せいほうけい	たべほうだい	なまほうそう	まほうつかい
ものほしざお	おうだんほどう	プラットホーム	ななほしてんとう

ほ（文）

ほらほら ほしが ながれたよ
ほしの えほんが ほしかった
しろの まわりに ほりを ほる
ほそい ホースの ほうが よい
ほうきで はいたら ほこりが とんだ
ほかに よい ほうほうは ありませんか
ほかほかの ホットケーキは おいしいな
ホットドッグは できたての ほやほやです
ほいくえんには えほんが やまほど ある
ほうちょうで ほうれんそうを きりました
この ほそい ほうちょうは ちょうほうです
ほけんしつに ほねの ひょうほんが あった
ほんものの まほうの ほうきが ほしいなあ
ほんとうは ほかほかの おいもが ほしかった
ごほうびに ほうせきを もらって ほほえんだ
ホテルの いぬが ほねが ほしいと ほえました
ほんだなの ほんは ほとんど ぜんぶ よみました
ホームランを うって ホームベースに はしりこむ
うぐいすが たけやぶのほうで ホーホケキョと ないた
ホットケーキも ホットドッグも りょうほう たべたい
いけの ほとりで ほのかに ほたるの ひかりが みえる
とうほくちほうは ほんしゅうの きたのほうに あります
まほうつかいの おばあさん ほうきに のって そらをとぶ
ほっきょくせいの ほうがくに すすめば ホテルが みつかります

は行（文）

はやく　へんじが　ほしい

ほんを　へやに　はこびます

はとは　ほーほー　はとのうた

へやを　ほうきで　はきました

へりを　はさみで　ほそく　きる

ホテルの　へやに　はなを　かざる

はっきり　へんじを　して　ほめられた

はやく　ほんを　へんきゃくして　ください

ほんばこを　はこんで　へとへとに　つかれた

まほうつかいは　はくちょうに　へんしんした

あのへんに　みえる　ほしは　はくちょうざです

ほけんしつで　ねつを　はかったら　へいねつでした

やまほど　あった　おはぎが　すっかり　へりました

ふへいを　いわず　いつも　ほがらかに　はたらきます

はたけを　ほりおこすのは　たいへん　ほねが　おれます

ほうせんかの　たねが　へいの　ほうまで　はじけとんだ

なんだか　へんな　はなしですが　ほんとうの　はなしです

へんとうせんが　はれて　ほとんど　なにも　たべられない

てんきよほうが　はずれても　かさが　あるから　へいきです

このへんで　ハンバーガーと　ホットドッグを　たべましょう

ほんやと　はなやは　とおりを　へだてて　はんたいがわに　あります

ホテルの　ほうから　ヘッドライトを　つけた　くるまが　はしってきた

たいふうが　ちかづいて　このへんでも　ぼうふうけいほうが　はつれいされた

はなが　いっせいに　ひらく　しょかの　ほっかいどうは　たいへん　にんきがある

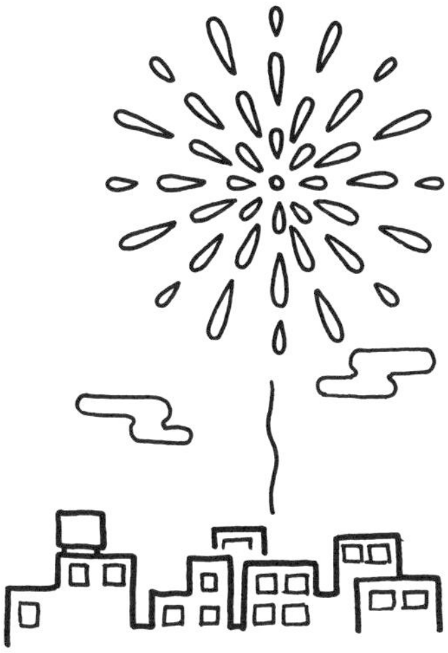
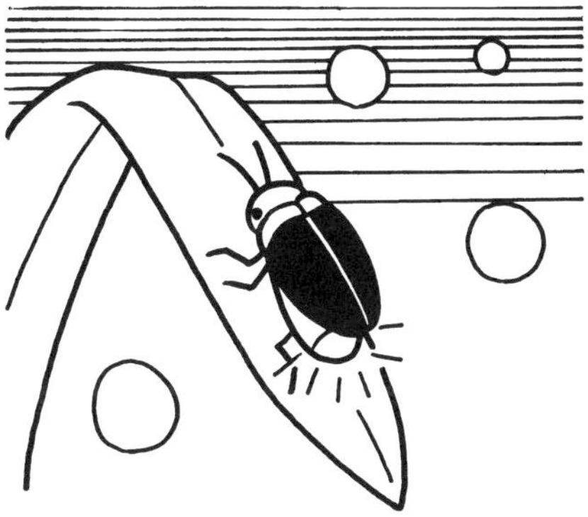
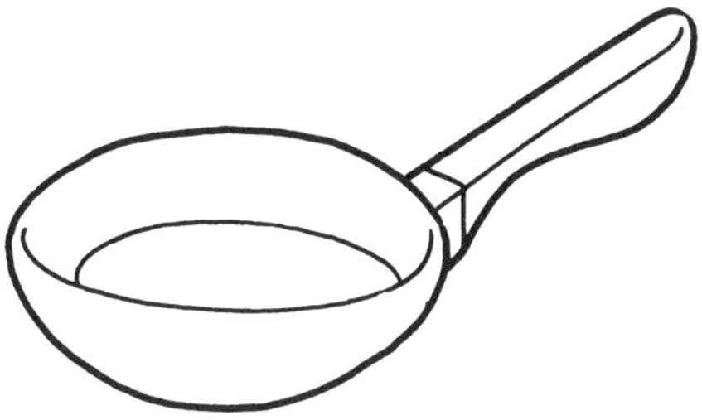
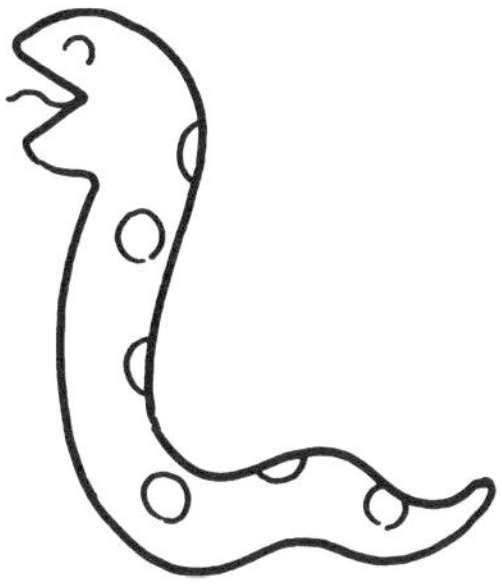
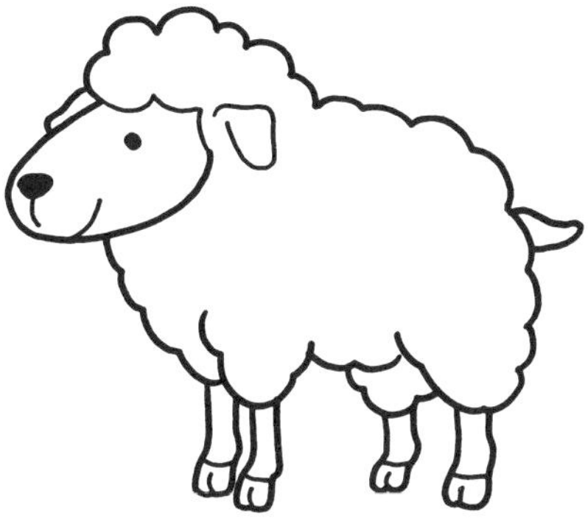
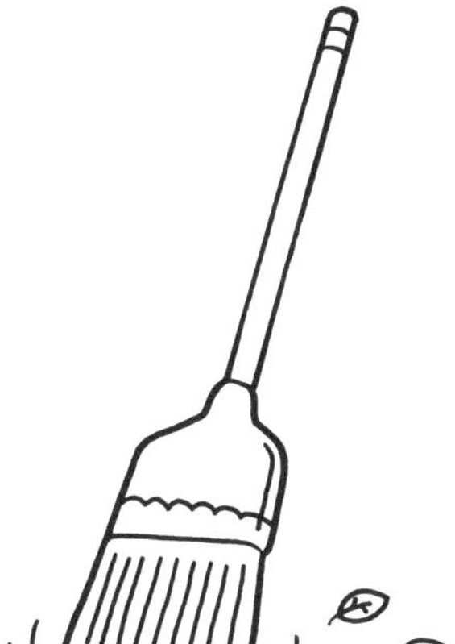
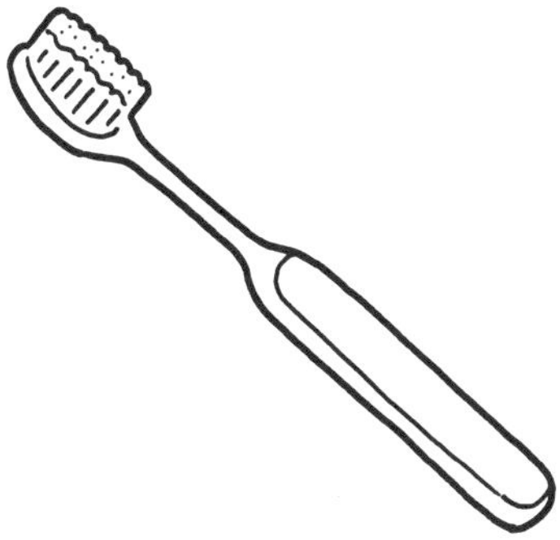
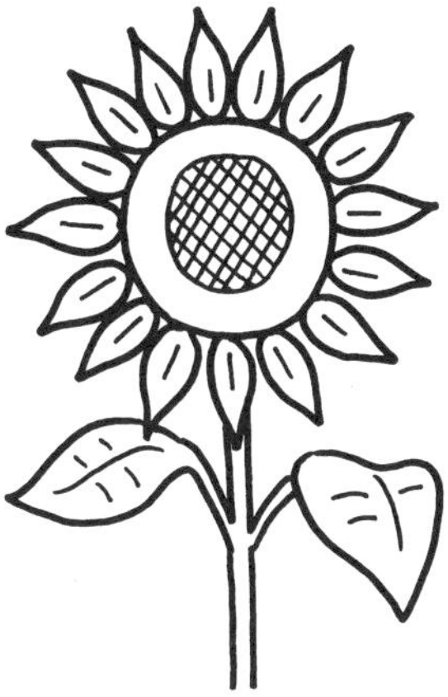
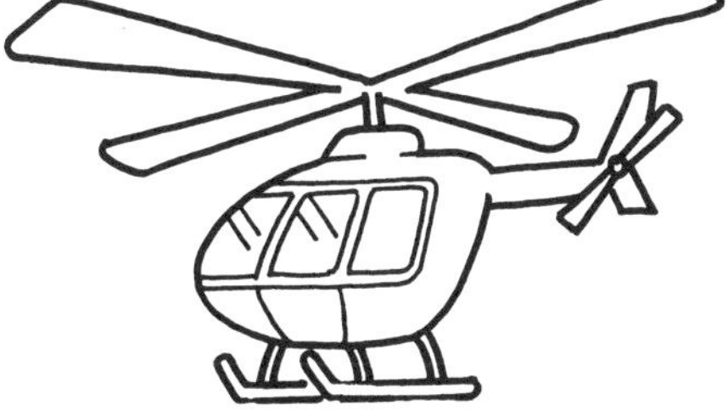
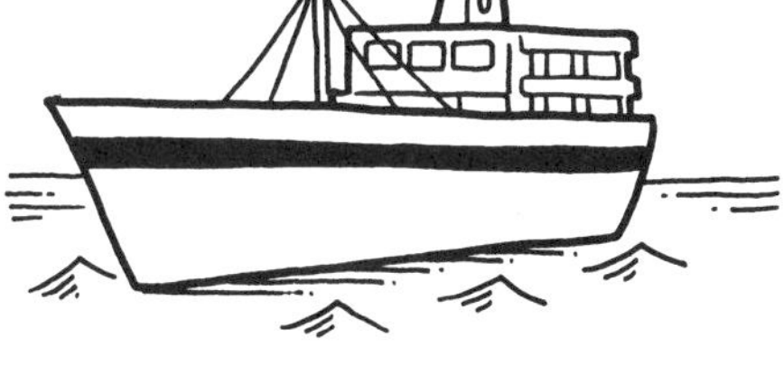

ひゃ [ça]　ひゅ [çɯ]　ひょ [ço]

ひゃ（語頭・語中）

ひゃく	ひゃくいち*	ひゃくてん	ひゃっかてん
ひゃっかじてん	ひゃくとおばん	ひゃくどまいり	ひゃくにちぜき
ひゃくにちそう	ひゃくめんそう	ひゃくようばこ	ひゃくにんいっしゅ
にひゃく*	ごひゃくいち*	おひゃくしょうさん	

ひゅ（語頭）

ひゅうが	ヒューズ	ひゅうひゅう	ヒューストン

ひょ（語頭）

ひょう	ひょうか	ひょうが	ひょうし
ひょうじ	ひょんな	ひょいひょい	ひょうげん
ひょこひょこ	ひょっこり	ひょうさつ	ひょうざん
ひょうしき	ひょうじゅん	ひょうじょう	ひょうだい
ひょうたん	ひょっとこ	ひょうばん	ひょうほん
ひょうめん	ひょうりゅう	ひょろっと	ひょろひょろ
ひょうごけん	ひょうてんか	ひょろながい	ひょうろんか
ひょうきんもの	ひょうしょうじょう	ひょっとすると	ひょうはくざい

ひょ（語尾）

ずひょう	じゅひょう	ちひょう	どひょう
ひひょう	くろひょう	こうひょう	だいひょう
とうひょう	もくひょう	りゅうひょう	じこくひょう
つうちひょう	よていひょう	いちらんひょう	こんだてひょう

ひょ（語中）

ひひょうか	せいひょうき	むひょうじょう	さいひょうせん
せいひょうざら	だいひょうさく	とうひょうばこ	どうろひょうしき

ひゃ ひゅ ひょ (文)

ひゃくえんで ヒューズを かった
ひょうばん どおりの つよい チームです
くろひょうの うごきを ひょうげんします
ごひゃくえん ためることが もくひょうです
ひょうしに ひょうたんの えが かいてある
ころんだひょうしに じこくひょうを おとした
ひゃくにんの なかから だいひょうを えらぶ
ひょうさつの ひょうめんは つるつるしている
ひょうりゅうきの ほんは ひょうばんが よい
ひょうばんの すもうとりが どひょうに あがった
あの ひょうの ひょうほんは ひゃくまんえんです
ひゃくしゅるいの むしの ひょうほんが あります
ひょうはくざいで ふきんを ひょうはく しました
ひょっとしたら ひょうしょうされる かもしれない
あの みせは ひゃくえん やすいと ひょうばんです
ひょうしょうだいで ひょうしょうじょうを もらいます
りゅうひょうに のって ひょうりゅうした おはなしです
ひょうざんの うえを かぜが ひゅうひゅう ふいている
ひゃっかじてんで ひゃくにちそうと ひょうたんを しらべた
ひゃくえんだまを もって ひゃくえんショップに いきました
ひょうはくざいの ようきに ねだんが ひょうじ してあります
どうぶつえんの ひょうは さびしそうな ひょうじょうを している
ひよこが ひょっこり かおをだし ひょこひょこ あるいて いきました
ひゃくまんごくの おとのさまの ごほうびは ひゃっぴょうの おこめです

ば [ba]

ば（語頭）

ばしょ	バス	ばつ	ばら
バケツ	バザー	バター	ばった
バット	バトン	バナナ	バンド
ばいきん	ばいてん	バイバイ	バスてい
ババロア	ばらばら	バランス	ばんぐみ
ばんけん	ばんごう	ばんざい	バイオリン
バスケット	バッテリー	バーベキュー	バレリーナ
バックミラー	バドミントン	バリアフリー	バレーボール

ば（語尾）

かば	きば	さば	そば
つば	ろば	いちば	いれば
うりば	おくば	おちば	かばん
こうば	ことば	じょうば	ひろば
ふたば	ふろば	むしば	わかば
いちばん*	オーバー	おてんば	こうばん
ざるそば	じゅんばん	しらかば	たとえば
ナンバー	はなたば	メンバー	やきそば
るすばん	クローバー	あいことば	はやくちことば

ば（語中）

おばけ	さばく	しばふ	つばき
つばさ	つばめ	ひばり	あきばこ
アルバム	おしばな	くちばし	たなばた
とびばこ	ふでばこ	ほんばこ	みつばち
わりばし	うえきばち	オートバイ	おばあさん
かみしばい	くすりばこ	こんばんは	タンバリン
はなばたけ	ハンバーグ	かわりばんこ	むかしばなし

ば（文）

ひろばの　つばきは　すばらしい

ふたばが　めばえた　うえきばち

こうばの　そばの　ひろばで　あそぶ

バスの　のりばで　バイバイ　します

いちばの　ばしょを　こうばんで　きく

つばめが　つばさを　ばたばた　させる

みつばちの　すばこを　しばふに　おいた

きばせんで　がんばって　いちばんに　なった

こんばん　ひろばで　かみしばいが　あります

ふろばで　ばたばた　ばたあしの　れんしゅう

おばさんは　まいばん　バイオリンを　ひきます

バトンリレーでは　じゅんばんに　バトンを　わたす

でんしんばしらに　そばやの　かんばんが　あります

たばこやの　おばあさんは　しょうばいが　じょうずだ

ばらを　あつめて　ばらの　はなたばを　つくりました

おおがたバスは　バックミラーを　よくみて　バックした

おばあさんは　いればで　せんべいを　ばりばり　たべる

まきばの　そばで　よつばの　クローバーを　みつけました

バスケットの　なかに　バナナと　バターが　はいっています

バスていは　バリアフリーに　なっていて　バスに　のりやすい

おばあさんと　おばさんは　バスに　のって　いちばに　でかけた

よつばの　クローバーを　おしばなにして　アルバムに　はりました

バーゲンセールの　うりばでは　メンバーが　じゅんばんに　るすばんを　する

まほうつかいの　おばあさんが　こんばん　つばさに　のって　ぼくの　うちに　きます

び [bi]

び（語頭）

ビラ	びり	ビル	びわ
びん	ビーズ	ビール	びじん
ビデオ	びねつ	びみょう	ビーだま
ビーバー	ビタミン	びっくり	びしょぬれ
びしょびしょ	ビニール	ビフテキ	ビヤだる
びりびり	びんせん	びんぼう	ビスケット
びょういん	ビジネスマン	びじゅつかん	びっくりばこ
ビーチボール	ビデオテープ	ビーフシチュー	ビーチパラソル

び（語尾）

えび	くび	たび	へび
あくび	あそび	かびん	じゅんび
せのび	たきび	てくび	テレビ
はなび	ベビー	ルビー	わさび
わらび	あしくび	おむすび	おやゆび*
きねんび	なわとび	のびのび	みずあび
むささび	ラグビー	ゆうびん	げつようび*
たんじょうび	ちょうむすび	みずあそび	たくはいびん

び（語中）

いびき	くびわ	こびと	しびれ
せびろ	とびら	ねびえ	のびる
ひびく	ゆびわ	アラビア	くじびき
くちびる	コンビニ	サービス	さびしい
とびうお	とびばこ	のんびり	はなびら
はやびけ	やまびこ	ゆびきり	ゆびさす
よびかけ	リビング	いなびかり	くびかざり
コンビーフ	けんびきょう	ゆびにんぎょう	ゆうびんきょく

び（文）

あそびつかれて　あくびする

とびうお　さんびき　とびました

のびのび　のんびり　にちようび

おやゆびと　おやゆびで　ゆびずもう

こびとは　ゆうびんやを　よびとめた

ビルの　うえに　はなびが　あがった

こゆびと　こゆびで　ゆびきり　げんまん

さびしい　やまみちに　やまびこが　ひびく

ビーバーが　のんびり　みずあび　しています

にちようびに　テレビで　ラグビーを　みました

びんせんが　びりびり　やぶけて　びっくりした

かびんが　たおれて　びしょびしょに　なりました

ボールあそびが　おわったら　テレビを　みましょう

びっくりばこから　ピエロが　とびでて　びっくりした

ビルと　ビルの　あいだに　ゆうびんきょくが　あります

パパは　コンビニで　おむすびと　ビールを　かいました

ごほうびに　ビーズの　ゆびわと　くびかざりを　もらった

にちようびは　リビングで　のんびり　ビデオを　みましょう

どようびに　とびばこと　なわとびの　たいかいが　あります

たんじょうびに　こびとの　ゆびにんぎょうを　もらいました

ひろびろとした　あそびばで　なわとびを　して　あそびます

ゆうびんやさんが　よびりんを　ならすと　とびらが　あいた

ビーチパラソルも　じゅんびして　さあ　たのしい　みずあそび

ビスケットを　いれた　ビニールぶくろに　リボンを　むすびました

ぶ [bɯ]

ぶ（語頭）

ぶき	ぶし	ぶた	ぶり
ブーツ	ブザー	ぶたい	ぶどう
ぶぶん	ブラシ	ぶつかる	ぶつぞう
ぶつぶつ	ぶどうしゅ	ブーブー	ブラウス
ブラジル	ぶらんこ	ぶるぶる	ブレーキ
ブロック	ブローチ	ぶんしょう	ブーメラン
ブラインド	ブルドッグ	ぶんぼうぐ	ブルドーザー

ぶ（語尾）

かぶ	こぶ	つぶ	どぶ
ノブ	よぶ	いちぶ	えらぶ
カーブ	クラブ	こんぶ	しょうぶ
じょうぶ	ぜんぶ	だいぶ	チューブ
はこぶ	むすぶ	あまつぶ	きりかぶ
グローブ	さくぶん	しぶしぶ	しんぶん
しゃぶしゃぶ	ずいぶん	ストーブ	たけやぶ
ドライブ	はんぶん	プレハブ	みみたぶ
よろこぶ	ごはんつぶ	だいじょうぶ	ちからこぶ

ぶ（語中）

あぶら	かぶと	こぶた	あぶない
かいぶつ	くちぶえ	こうぶつ	ごきぶり
ざぶとん	しょくぶつ	ずぶぬれ	せいぶつ
だいぶつ	テーブル	てぶくろ	どうぶつ
どしゃぶり	どんぶり	はブラシ	まぶしい
やぶれる	あぶらあげ	うきぶくろ	かつおぶし
かぶとむし	かみぶくろ	ひさしぶり	ケーブルカー
しょくぶつえん	どうぶつえん	はくぶつかん	オーブントースター

ぶ（文）

はちが ぶんぶん とぶ

ぶたが こぶたを おんぶする

どうぶつえんを ぶらぶら あるく

ぶらんこ ゆれた ぶらぶら ゆれた

だぶだぶの ブラウスを きています

かいぶつを みて ぶるぶる ふるえた

ひとつぶ ひとつぶ ぶどうを たべる

ざぶとんを ぜんぶ ならべて ください

ブーブー ぶたさん ぶらんこで あそぶ

きりかぶに ぶつかったけれど だいじょうぶ

こうぶつの おやこどんぶりを ぜんぶ たべた

ぜんぶ じぶんで できたので きぶんが いい

ぶらんこの そばに ぶどうの きが ありました

あぶらが はねると あぶないので てぶくろを した

しんぶんしで つくった かぶとを じぶんで かぶる

ぶどうを どんぶりに いれて テーブルまで はこぶ

かぞく ぜんぶで どうぶつえんまで ドライブしよう

どしゃぶりの あめで ブラウスが ずぶぬれに なった

たけやぶの まえで ころび あたまに こぶが できた

ぶたいで きる ブラウスに ぶどうの ししゅうを した

どうぶつえんに いったら ぶたが ブーブー ないて いました

テーブルの したに ごきぶりが いたので ぶるぶる ふるえた

ストーブに ぶつかると あぶないので テーブルの むこうで あそぶ

さくぶんは はんぶんまで かいたけど あとの はんぶんが むずかしい

べ [be]

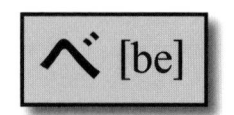

べ（語頭）

べそ	ベル	べろ	ベージュ
ベース	ベスト	ベッド	ベビー
ベルト	ベンチ	べんり	ベーコン
ベーグル	べったり	べつべつ	ベテラン
ベトナム	ベランダ	ベルギー	べんごし
べんきょう	べんとう	ベーカリー	ベビーカー
ベニヤいた	べにしょうが	ベネズエラ	ベレーぼう
ベートーベン	ベビーフード	ベビーパウダー	ベーキングパウダー

べ（語尾）

かべ	なべ	うみべ	おしべ
かわべ	きしべ	こなべ	しらべ
どなべ	はまべ	ふべ	みずべ
めしべ	ゆうべ	あかんべ	あべこべ
えきべん	かんべん	じんべい	せんべい
よせなべ	うでくらべ	ガスボンベ	こてしらべ
せいくらべ	ちえくらべ	ちゅうかなべ	とりしらべ
みちしるべ	やじろべえ	ごませんべい	ちからくらべ

べ（語中）

キャベツ	くべつ	シャベル	すべる
たべる	ラベル	イベント	おしゃべり
かべかけ	かべごし	ガーベラ	くちべに
くつべら	しらべる	たべかけ	たべもの
とくべつ	ならべる	なるべく	こどもべや
さるすべり	シャーベット	すべりこみ	すべりだい
バーベキュー	あべかわもち	エレベーター	ストロベリー
そうべつかい	ポケットベル	なべやきうどん	ベルトコンベヤー

べ (文)

ポケットベルは　べんりです

サードベースに　すべりこんだ

おせんべいを　バリバリ　たべた

はまべで　すべって　べそを　かく

べんとうばこが　べたべた　している

かべぎわに　ベビーベッドを　おきました

かわべの　ベンチで　おしゃべり　します

ゆうべは　どなべで　よせなべを　たべた

おしべと　めしべの　くべつが　つかない

おしべと　めしべの　はたらきを　しらべた

べんきょうべやで　べんきょう　しましょう

ベーコンと　キャベツを　なべに　いれます

あめを　たべたら　てが　べとべとに　なった

この　なべは　とくべつ　べんりな　なべです

ベランダで　おしゃべりしながら　バーベキュー

うみべの　ベンチで　おべんとうを　たべましょう

こどもべやに　たべかけの　せんべいが　あります

おべんとうを　たべすぎたので　ベルトを　ゆるめた

この　ラベルは　なんべんも　つかえて　べんりです

たべかけの　べんとうは　なるべく　ぜんぶ　たべましょう

べんごしに　なるために　とくべつな　べんきょうを　する

シャーベットを　たべたら　すべすべの　ほっぺが　べとべとに　なった

べんりな　ガスボンベを　つかって　なべやきうどんを　つくりましょう

みちしるべが　あべこべだったので　ゆうべは　かえるのが　おそくなった

ぼ [bo]

ぼ（語頭）

ぼう	ぼく	ぼうし	ぼうや
ボート	ボール	ぼくし	ぼしゅう
ボタン	ぼうけん	ボーナス	ぼくじょう
ぼくそう	ぼたもち	ぼっちゃん	ボリューム
ぼろぎれ	ボンボン	ぼうりょく	ぼんやり
ボクシング	ぼうはてい	ぼうふうう	ボーリング
ボールペン	ぼうえんきょう	ぼうたかとび	ボーイスカウト

ぼ（語尾）

そぼ	つぼ	えくぼ	きぼう
ごぼう	ジャンボ	ズボン	たんぼ
とんぼ	ねぼう	めいぼ	リボン
アメンボ	しょうぼう	しんぼう	ストロボ
だんぼう	ていぼう	てつぼう	どろぼう
らんぼう	れいぼう	あかとんぼ	あかんぼう
かくれんぼ	さくらんぼ	しゅっせきぼ	たけとんぼ
つうしんぼ	あわてんぼう	くいしんぼう	しりきれとんぼ

ぼ（語中）

かぼちゃ	こぼす	つぼみ	にぼし
のぼる	うめぼし	おしぼり	おぼえる
かまぼこ	サボテン	しょんぼり	ちんぼつ
つりぼり	でこぼこ	ふぼかい	ロボット
カウボーイ	かげぼうし	こいのぼり	シャボンだま
しょうぼうしょ	すなぼこり	ダンボール	ながれぼし
ぶんぼうぐ	やまのぼり	キャッチボール	ソフトボール
ドッジボール	バレーボール	ひとりぼっち	ひなたぼっこ
いっすんぼうし	てるてるぼうず	モーターボート	しょうぼうじどうしゃ

ぼ（文）

ぼくの ぼうしは けいとの ぼうし
ぼくの ズボンの ボタンが とれた
かぼそい こえで ほそほそ しゃべる
さるの ぼうやが きのぼりを おぼえた
ぼくは ごぼうと かぼちゃが すきです
しょんぼりした ぼうやが とぼとぼ かえる
だんぼうが あついので ぼうっと のぼせた
てつぼうや ドッジボールを して あそぼう
ぼくらは だんボールで ロボットを つくる
あかんぼうは たべものを ぼろぼろ こぼす
ねぼうして ねぼけて ボタンを かけちがえた
ぼうけんかは ほうぼうを ぼうけん しました
らんぼうに ドッジボールを したら ズボンが やぶれた
しょうぼうじどうしゃが でこぼこみちを のぼっていった
ぼくじょうで ひとりぼっちで ひなたぼっこを しました
シャボンだまが おわったら かくれんぼをして あそぼう
ボーン ボーン ボーンと ぼんぼんどけいが なりました
リボンの ついた ぼくの ぼうしに とんぼが とまった
ボーイスカウトでは ぼうしと ズボンに リボンを つける
ボールペンで ぼくの なまえを しゅっせきぼに かきました
ぶんぼうぐを らんぼうに つかうと すぐに ぼろぼろに なる
ボールがみで つくった ボートは ぼろぼろに なってしまった
てんぼうだいの ぼうえんきょうから ボーリングじょうが みえた
ぶんぼうぐやで ボールがみを さんまいと えんぴつを さんぼん かいました

ば行（文）

ぼうしを　かぶって　はまべで　あそぶ

ずいぶん　がんばって　べんきょう　したね

ぼくは　とびばこが　だいぶ　とべるように　なった

こどもべやの　とびらに　バレーボールが　ぶつかった

おむすびも　ミートボールも　バナナも　ぜんぶ　たべました

かわべの　ぶどうばたけを　とんぼが　たくさん　とびまわる

きしべの　あそびばの　ぶらんこや　すべりだいで　あそぼう

つばの　ひろい　ぼうしを　かぶって　うみべで　あそびます

ゆうべの　テレビばんぐみに　かいぶつや　ロボットが　でた

すなぼこりが　ひどいので　ベビーカーに　カバーを　かぶせた

ビニールぶくろが　やぶれて　バナナが　さんぼん　おちました

かべに　あたった　ボールが　バウンドして　ぼくに　ぶつかった

ぼうしを　かぶった　こどもが　しばふで　おむすびを　たべていた

ぼうしを　かぶった　ちびっこたちが　イベントひろばに　あつまった

かぼちゃや　かぶや　なすびを　みちばたに　ならべて　うっています

まえばも　おくばも　むしばに　なったので　せんべいは　たべられない

だんボールばこには　こんぶや　べにしょうがが　びっしり　はいっていた

すべりだいや　ぶらんこ　じゅんばんに　かわりばんこに　つかいましょう

ビニールぶくろから　せんべいを　だして　ばりばり　ぽりぽり　たべました

どしゃぶりの　ひは　すなばや　てつぼうで　あそべないので　テレビを　みた

ぼくらは　キャベツや　ぶたにくを　つよびで　いためて　やきそばを　つくった

やまのぼりでは　なんべんも　ころびましたが　がんばったので　きぶんが　いい

ゆうべ　ぼくたちは　はなびが　ぜんぶ　おわってから　バーベキューを　しました

かべぎわの　バケツに　ぶつかって　みずが　こぼれて　びしょびしょに　なりました

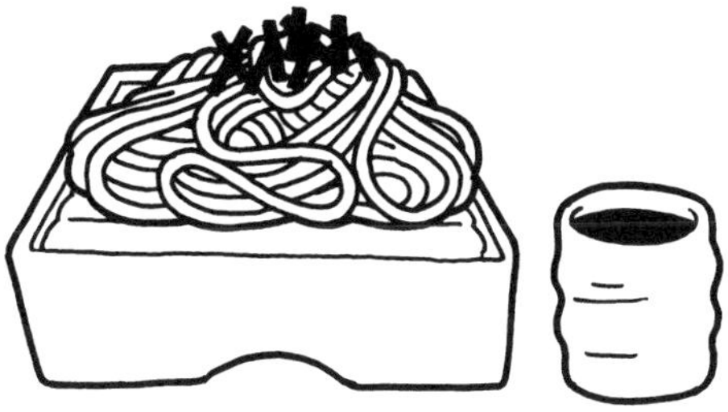
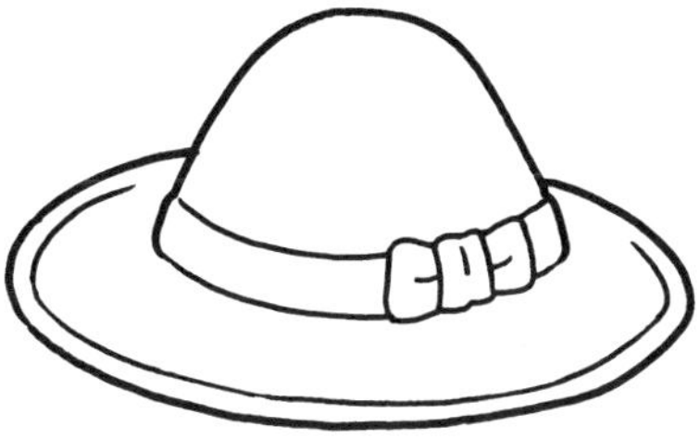
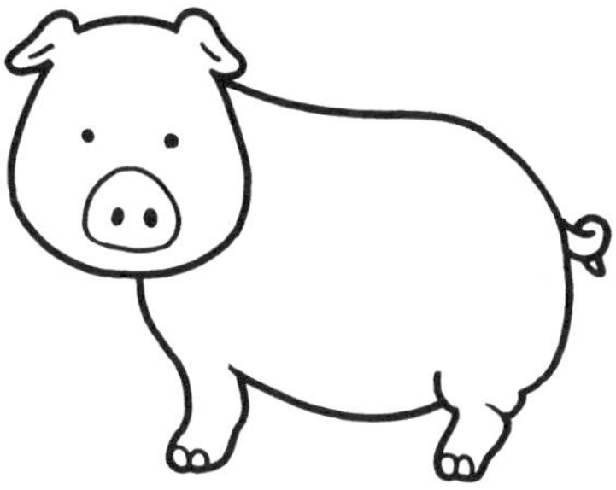
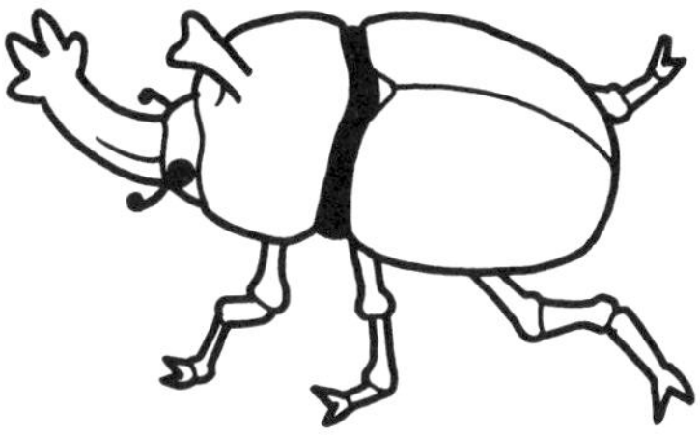
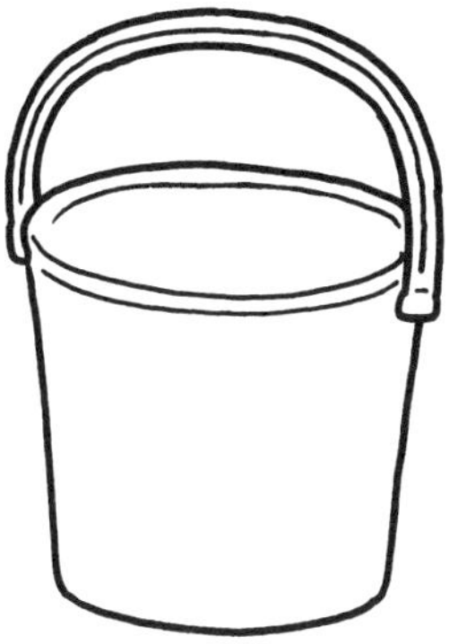
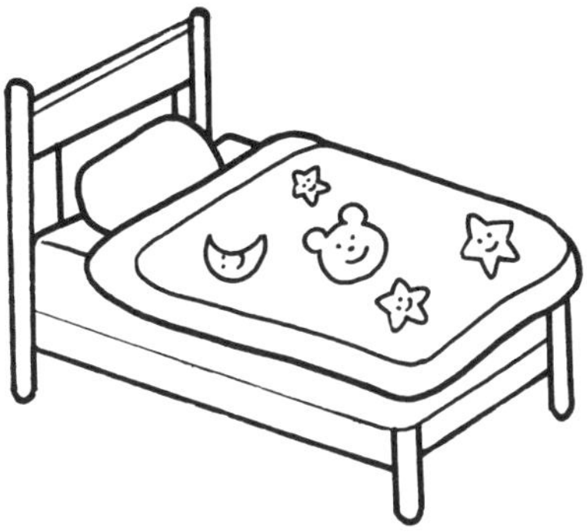
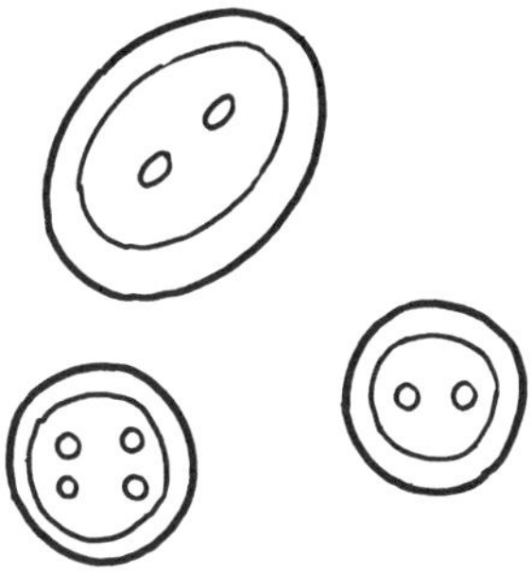
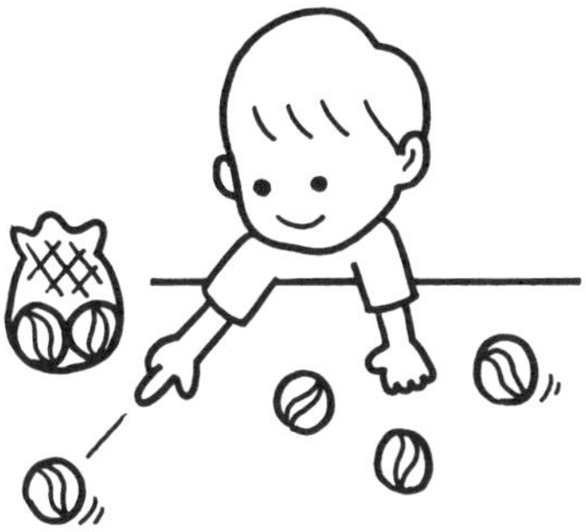
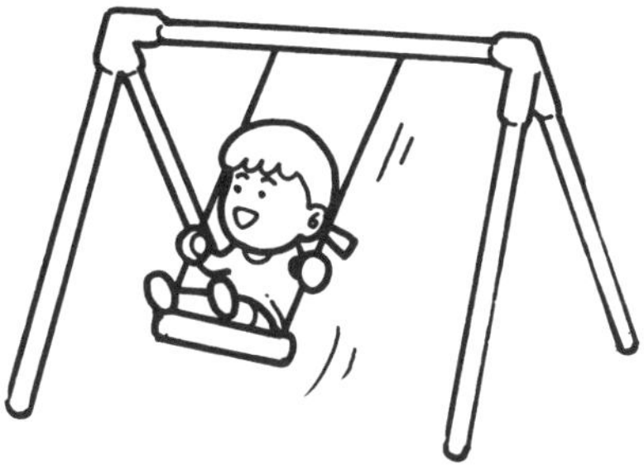
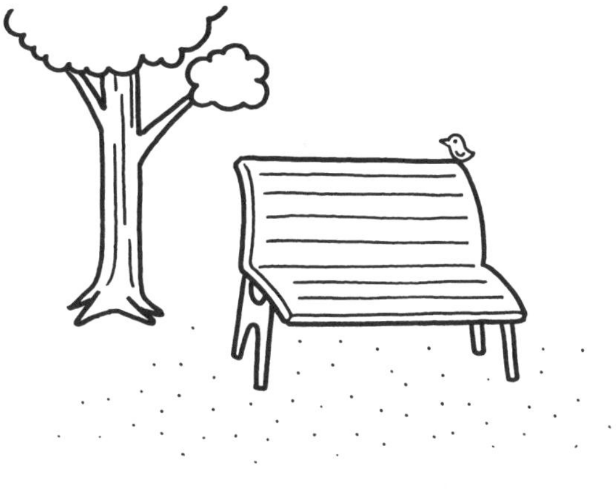

びゃ [bja]　びゅ [bjɯ]　びょ [bjo]

びゃ（語頭・語中）

びゃくや　　　　　さんびゃくいち*　　なんびゃくにん

びゅ（語頭・語尾・語中）

ビューロー	ビュービュー	ビュッフェ	ビュッフェスタイル
デビュー	インタビュー	インタビュアー	トラベルビューロー

びょ（語頭）

びょう	びょうが	びょうき	びょうご
びょうぶ	びょういん	びょうけつ	びょうしつ
びょうしゃ	びょうしん	びょうそく	びょうとう
びょうどう	びょうにん	びょうめい	びょうよみ
びょうじゃく	びょうじょう	びょうげんきん	びょうにんしょく

びょ（語尾）

がびょう	きびょう	けびょう	じびょう
いちびょう*	おくびょう	かんびょう	たいびょう
とうびょう	ねつびょう	はつびょう	きゅうびょう
じゅうびょう	せいじんびょう	でんせんびょう	にっしゃびょう
ねっしゃびょう	しょくぎょうびょう		

びょ（語中）

せびょうし	てびょうし	あしびょうし	うらびょうし
きんびょうぶ	くちびょうし	さんびょうし	はんびょうにん
きゅうびょうにん	じゅうびょうにん	とんとんびょうし	まんびょうのもと
むびょうそくさい	やせんびょういん	しょうにびょうとう	そうごうびょういん
だんじょびょうどう	とうびょうせいかつ	どうぶつびょういん	さんさんななびょうし

びゃ びゅ びょ (文)

いちびょう　にびょう　さんびょう

びゅうびゅう　きたかぜ　さむいかぜ

この　ビールは　さんびゃくえん　です

さんじゅうびょうで　びょういんに　つきます

びょうにんの　びょうじょうが　しんぱいです

きゅうびょうで　びょういんに　にゅういんした

じゅうびょうまえから　びょうよみを　はじめます

びょうにんの　かんびょうは　とても　たいへんです

てびょうしや　あしびょうしを　とって　うたいました

びょうにんには　びょうにんしょくを　つくりましょう

なんびゃくにんもの　ひとが　でんせんびょうに　かかった

えきビルの　ビュッフェで　ビュッフェパーティーを　します

この　びょういんの　しょうにびょうとうは　なんかいですか

びゅうびゅう　ふく　かぜは　びょうそく　なんメートル　だろう

おおきな　びゃくれんのきは　なんびゃくという　はなを　さかせた

がびょうを　なんびゃっこも　かいこんで　なにに　つかうのだろう

この　ほんの　うらびょうしには　びょういんの　えが　かいてある

ははおやは　びょうきの　ときに　ねずの　かんびょうを　してくれた

きょねん　デビューした　かしゅは　とんとんびょうしに　しゅっせした

この　きんびょうぶは　さんびゃくまんえんの　ねうちが　ある　そうです

びょういんに　にゅういん　しましたが　びょうめいは　まだ　わかりません

かぜが　びゅうびゅう　ふくなかを　やが　びゅうっと　かぜを　きって　とぶ

いちねんは　さんびゃくろくじゅうごにちで　いっぷんは　ろくじゅうびょうです

びょうぶの　ように　まっすぐ　きりたった　いわを　びょうぶいわと　いいます

ぱ [pa]

ぱ（語頭）

パイ	パス	パパ	パリ
パン	パイプ	パック	パジャマ
パスタ	パズル	パセリ	パート
パネル	パーマ	パンク	パンこ
パンダ	パンチ	パンツ	ぱちぱち
パーティー	パトカー	パパイア	パーラー
パラソル	パレード	パレット	パンジー
パイロット	パーキング	パトロール	パラシュート
パイナップル	パントマイム	パワーシャベル	パンフレット

ぱ（語尾）

かっぱ	かんぱ	ジャパン	でんぱ
はっぱ	らっぱ	りっぱ	あんパン
おかっぱ	かしパン	ジッパー	しょくパン
スーパー	スリッパ	てっぱん	はらっぱ
ヘルパー	ワイパー	あまがっぱ	おおざっぱ
ジャンパー	フライパン	メロンパン	ヨーロッパ
ちゅうとはんぱ	ピーターパン	ゴールキーパー	ティッシュペーパー

ぱ（語中）

スパイ	ポパイ	アパート	いっぱい
いっぱつ	おっぱい	かんぱい	クレパス
コンパス	さっぱり	さんぱつ	しっぱい
しんぱい	すっぱい	スパイク	デパート
ひっぱる	ピザパイ	やっぱり	わんぱく
シェパード	しゅっぱつ	あけっぱなし	アスパラガス
アップルパイ	スパゲッティ	チンパンジー	クリームパフェ
かいすいパンツ	ジグソーパズル	レッサーパンダ	ジャイアントパンダ

ぱ（文）

はらっぱで　ラッパを　ふいた

はっぱが　ぱらぱら　おちてくる

やっぱり　パンダは　かわいいな

ぱーんと　パンクの　おとが　した

パパの　パンツは　おおきい　パンツ

なっぱと　パセリを　いっぱい　かった

スリッパを　はいて　ぱたぱた　あるく

パパと　かんぱい　ジュースで　かんぱい

いっぱつの　パンチで　パタンと　たおれた

ジャンパーの　ジッパーを　ひっぱりあげた

パイナップルの　パイを　いっぱい　たべた

ワイパーに　はっぱが　いっぱい　はさまった

パパが　スーパーで　パズルを　かってくれた

スパゲッティと　ピザパイを　デパートで　かった

デパートで　かった　パイナップルは　すっぱかった

チンパンジーが　はらっぱで　パズルを　しています

わんぱくな　チンパンジーが　スリッパを　はいている

パトカーが　パンやの　あたりを　パトロール　しています

かっぱは　あまがっぱを　きて　はらっぱに　でかけました

デパートで　スリッパを　かってから　アパートへ　かえった

パンを　いっぱい　たべたので　おなかが　いっぱいに　なりました

アンパン　ジャムパン　クリームパン　あまい　においの　パンやさん

パイロットは　ちゃくりくに　しっぱいし　パラシュートで　おりてきた

パレードしていた　パトカーが　パンクしたので　みんなで　ひっぱっていく

ぴ [pi]

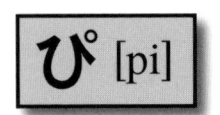

ぴ（語頭）

ピザ	ピアス	ピアノ	ピエロ
ピカソ	ピーク	ピーチ	ピラフ
ピンク	ピンチ	ピント	ピアニカ
ぴかぴか	ピクルス	ピッケル	ピッコロ
ピストル	ぴったり	ピッチャー	ぴちゃぴちゃ
ピノキオ	ピーマン	ピヨピヨ	ピリオド
ぴりぴり	ピロシキ	ピンぼけ	ピンポン
ピアニスト	ピーアール	ピーナッツ	ピクニック
ピラミッド	ピンセット	ピザトースト	ピースマーク
ピーターパン	ピクチャーパズル	ピンチヒッター	ピーナッツバター

ぴ（語尾）

コピー	てんぴ	はっぴ	べんぴ
キューピー	グッピー	しんぴん	ハッピー
フィリピン	ヘアピン	スヌーピー	あんぜんピン
スイートピー	ネクタイピン	ミシシッピー	せいねんがっぴ

ぴ（語中）

いっぴき*	えんぴつ	きんぴか	きんぴら
スピーチ	スピード	スピッツ	ちょっぴり
まっぴら	エチオピア	きゅうピッチ	ショッピング
スピーカー	チャンピオン	トッピング	ラッピング
ワンピース	アイスピック	あかえんぴつ	いろえんぴつ
えんぴつたて	オリンピック	マウスピース	ミックスピザ
グランドピアノ	キャンピングカー	グリーンピース	コピーライター
スピードアップ	ハッピーエンド	パラリンピック	ショッピングセンター

ぴ（文）

この　ピラフは　ぴりぴり　からい
ことりの　ピーコが　ピーピー　なく
さかなが　いっぴき　ぴちぴち　はねる
スピーカーから　ぴーぴー　おとが　する
ピッチャーが　スピードボールを　なげる
ぴかぴか　きんぴかの　おもちゃの　ピストル
ピエロは　ピッコロを　ぴかぴかに　みがいた
えんぴつで　キューピーを　かいて　コピーした
しんぴんの　ピアノは　ぴかぴか　ひかっている
ピザの　トッピングは　ピーマンに　してください
ピラフに　ピーマンを　いれるなんて　まっぴらだ
ネクタイピンは　ぴかぴか　ぴかっと　ひかっています
ピクニックの　しゃしんは　ピントが　ずれて　ピンぼけだ
えんぴつたてに　しんぴんの　いろえんぴつが　たててある
キャンピングカーに　ピロシキや　ピクルスも　つみこんだ
ピンクの　ハンカチを　あんぜんピンで　ぴちっと　とめた
オリンピックの　チャンピオンは　ちょぴり　はずかしそうだ
オリンピックの　じゅんびが　きゅうピッチで　すすんでいる
あの　キャンピングカー　ちょっぴり　スピードの　だしすぎだ
ピッチャーは　すばらしい　ピッチングで　ピンチを　きりぬけた
しんぴんの　ピクチャーパズル　ピンクの　りぼんで　ラッピング
ピアノの　はっぴょうかいには　ピンクの　ワンピースを　きていこう
ピンクの　スイトピーの　はなたばに　ピンクの　リボンを　むすびます
ピラミッドに　ピントを　あわせたのに　ちょっぴり　ピントが　はずれていた

ぷ [pɯ]

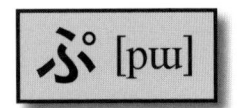

ぷ（語頭）

プール	プラス	プラム	プラン
プリン	プレー	プリズム	プリーツ
ぷりぷり	ぷるぷる	プリンス	プリント
プレハブ	プレーン	プロペラ	プロレス
プンプン	プッシュホン	プチトマト	プラカード
プラモデル	プランター	プリンセス	プリンター
プレゼント	プレーヤー	プログラム	プロやきゅう
プラスチック	プレーボール	プルンプルン	プラネタリウム

ぷ（語尾）

おんぷ	カップ	きっぷ	キャップ
キャンプ	コップ	ジープ	ジャンプ
スープ	タイプ	テープ	トップ
ポンプ	モップ	ロープ	イソップ
いっぷん*	クリップ	グループ	クレープ
ケチャップ	シロップ	スキップ	スコップ
スタンプ	ステップ	ストップ	スナップ
スプーン	スランプ	トランプ	ドロップ
かみコップ	ストライプ	チューリップ	あっぷっぷー
ビデオテープ	カセットテープ	セロハンテープ	ちんぷんかんぷん

ぷ（語中）

ポプラ	アップル	アルプス	エジプト
エプロン	カプセル	キャプテン	サンプル
たっぷり	てんぷく	てんぷら	ナプキン
まんぷく	グランプリ	せんぷうき	ダンプカー
パイナップル	ヘリコプター	ロープウェー	カップラーメン
シャンプーハット	リップクリーム	グレープジュース	シャープペンシル

ぷ（文）

スプーンで　プリンを　たべた

プラスチックの　コップが　われた

エプロンを　して　コップを　あらう

プールで　ぷかぷか　うかんで　います

キャンプに　いって　トランプで　あそぶ

スープを　のんだら　まんぷくに　なった

プレゼントは　ジープの　プラモデルでした

エジプトの　ことばは　ちんぷんかんぷんです

キャンプには　カップスープを　もっていこう

クレープに　メープルシロップを　かけました

プロやきゅうの　きっぷを　いちまい　ください

ヘリコプターの　プロペラが　プルプル　まわる

カップには　スープが　たっぷり　はいっている

エプロンに　チューリップの　アップリケを　した

えびの　てんぷらと　おいもの　てんぷらを　たべた

チューリップの　きゅうこんを　スコップで　うえた

プールきょうしつの　プリントを　クリップで　とめた

プラネタリウムの　プログラムに　スタンプを　おした

プレーンオムレツに　ケチャップを　たっぷり　かけた

ドロップと　プリンを　たっぷり　たべて　まんぷくだ

プラスチックの　プランターに　チューリップを　うえた

ひが　とっぷり　くれるまで　キャンプの　プランを　たてていた

プロペラきの　プラモデルは　キャプテンからの　プレゼントです

スキップしながら　ジャンプしたら　ストップ　ストップ　あぶないよと　いわれた

ぺ [pe]

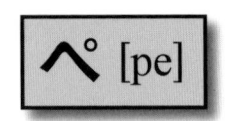

ぺ（語頭）

ペア	ペケ	ペン	ペキン
ページ	ペース	ペダル	ペット
ペルー	ぺろり	ペンキ	ペンチ
ペイント	ぺこぺこ	ぺたぺた	ぺちゃくちゃ
ぺチャペチャ	ペッパー	ぺらぺら	ペリカン
ぺろぺろ	ペンキや	ペンギン	ペンさき
ぺしゃんこ	ペンション	ぺったんこ	ペンケース
ペンダント	ペンライト	ペットフード	ペットボトル
ペパーミント	ペルシアねこ	ペットショップ	ペーパータオル
ペーパーナイフ	ぺったんぺったん	ペナルティーキック	ぺろぺろキャンディ

ぺ（語尾）

しっぺ	ほっぺ	ルーペ	いっぺん*
がっぺい	カナッペ	てっぺん	はんぺん
ふでペン	ブルペン	ワッペン	キャンペーン
ボールペン	けいこうペン	いいだしっぺ	

ぺ（語中）

オペラ	スペア	かんぺき	スペイン
スペード	チャペル	はらぺこ	プロペラ
ほっぺた	カーペット	コッペパン	いちページ*
スペシャル	ハイペース	マイペース	こんぺいとう
サスペンダー	スペアタイヤ	スペアミント	スローペース
トランペット	のっぺらぼう	ホームページ	アルペンスキー
シャープペンシル	スペースシャトル	ティッシュペーパー	トマトペースト
みっぺいようき	レバーペースト	モモイロペリカン	トイレットペーパー

ぺ (文)

スペインみやげの　ペンダント

ペンキが　ぺたぺた　つきました

ぺったん　ぺったん　もちを　つく

おなかは　ぺこぺこで　ぺっちゃんこ

はやい　ペースで　ペダルを　こいだ

ペットに　ペリカンを　かっています

ぺちゃくちゃ　ぺらぺら　よくしゃべる

ほんの　ページを　いちページ　めくる

スペインごが　ぺらぺら　はなせると　いい

ペンギンの　ワッペンを　ぺたんと　はった

つぎの　ページに　ペンで　ペケと　かきました

ボールペンか　シャープペンシルは　ありますか

やまの　てっぺんに　ぺんぺんぐさが　はえている

やまの　てっぺんで　トランペットを　ふいてみた

ペリカンと　ペンギンが　なかよく　さんぽ　しています

ペンの　ペンさきが　われたので　ペンさきを　かえよう

ペットの　ペルシアねこが　カーペットを　ぺろぺろ　なめる

のっぺらぼうの　ほっぺたは　やっぱり　のっぺらぼう　でした

シャープペンシルで　かいたり　ボールペンで　かいたりします

ペンションの　スペシャルメニューに　ほっぺたが　おちそうだ

レバーペーストを　ぬった　カナッペを　ぺろりと　たいらげた

タイヤが　ぺちゃんこに　なったので　スペアタイヤと　とりかえた

おなかが　ぺこぺこ　はらぺこで　ぺろぺろあめを　ぺろりと　たべた

カーペットに　ペンキが　ぺたぺた　ついたので　ティッシュペーパーで　ふいてみた

ぽ [po]

ぽ（語頭）

ポーズ	ポスト	ポット	ポテト
ポパイ	ポピー	ポプラ	ポンず
ポンチョ	ポンプ	ポイント	ポーカー
ぽかぽか	ぽっくり	ポケット	ポシェット
ポスター	ポタージュ	ぽたぽた	ぽつぽつ
ぽろぽろ	ポンカン	ぽんこつ	ぽんぽこ
ポーランド	ポロシャツ	ポラロイド	ポリバケツ
ポリぶくろ	ポルトガル	ポップコーン	ポテトチップ

ぽ（語尾）

いっぽ*	さんぽ	しっぽ	しんぽ
そっぽ	テンポ	のっぽ	いっぽん*
からっぽ	かんぽう	けんぽう	さきっぽ
ぜんぽう	たんぽぽ	ちゃんぽん	てっぽう
にっぽん	にんぽう	ピンポン	ゆたんぽ
はとぽっぽ	かたいっぽう	かみでっぽう	きしゃぽっぽ
じゃんけんぽん	みずでっぽう	しょうりんじけんぽう	

ぽ（語中）

アポロ	スポイト	スポーツ	さっぽろ
すっぽり	スポンジ	ちっぽけ	エアポート
くろっぽい	サポーター	さんぽみち	しろっぽい
スポンサー	ティーポット	ナポリタン	やせっぽち
ヘリポート	レポーター	いっぽんみち	おこりっぽい
スポーツカー	ピンポンだま	トランポリン	むねポケット
ウエストポーチ	コーヒーポット	スイートポテト	スポットライト
スポンジケーキ	チェックポイント	フルーツポンチ	フライドポテト
いっぽうつうこう	さっぽろラーメン	スポーツドリンク	はっぽうスチロール

ぽ（文）

ぽつり　ぽつぽつ　あめが　ふる

しっぽを　ふりふり　ポチが　くる

のっぽの　パパと　さんぽへ　いく

トランポリンで　ポンポン　はねた

ポップコーンを　ぽりぽり　たべる

さんぽに　いって　たんぽぽ　つんだ

しっぽが　ながい　のっぽの　おさる

いっぽん　いっぽん　ポピーを　えらぶ

ポストに　ぽとんと　てがみを　いれた

ろっぽんの　えんぴつが　ぽきぽき　おれた

ポン　ポン　ポンと　ピンポンだまが　はずむ

ぽんこつの　スポーツカーを　スポンジで　あらう

ポケットから　ポップコーンが　ぽろりと　おちた

ポケットに　えんぴつが　いっぽん　はいっている

ポンプで　みずを　くんで　ポリバケツに　いれる

もう　かたいっぽうの　ポリぶくろは　からっぽです

ポスターカラーで　スポーツカーの　ポスターを　かく

ぽんこつの　ポンプから　みずが　ぽたぽた　おちました

かたいっぽうの　てに　たんぽぽを　いっぽん　もっている

ポテトチップを　たべながら　いっぽんみちを　さんぽした

からっぽの　ポリぶくろに　ポテトを　いっぱい　つめこんだ

ねこのしっぽ　いぬのしっぽ　どちらのしっぽが　ながいかな

ポロシャツ　すがたの　レポーターが　スポットライトを　あびている

たんぽぽを　ながめて　ぽかんと　していたら　かたを　ぽんと　たたかれた

ぱ行（文）

パパの　せなかに　しっぷを　ぺたぺた　ぽんと　はる
ピーナッツや　ポップコーンを　ぱくぱく　たべました
パンやの　ポチは　ピンクの　コップを　ぺろぺろ　なめた
ピンクの　エプロンの　ポケットに　たんぽぽが　いっぱい
すっぽんの　スープを　いっぺん　のんだが　さっぱり　していた
チャンピオンは　ポタージュスープと　パンを　ぺろりと　たべた
ピエロは　スポーツシャツの　スナップを　ぱちんと　とめました
アパートの　ポストを　スプレーしきの　ペンキで　ピンクに　ぬった
ペンギンは　ぽんと　ジャンプして　ぱしゃんと　みずに　とびこんだ
フライパンで　つくる　ポップコーンは　ポンポンプンプン　にぎやかだ
パンや　ピザや　ポテトを　もって　いっぺん　キャンプに　いってみたい
ピザや　カナッペの　さらも　パインジュースの　コップも　からっぽです
デパートで　ぴかぴかの　スポーツカーと　プロペラきを　かってもらった
レポーターは　えんぴつも　シャープペンシルも　いっぱい　もっています
パトカーが　ピーポーピーポーと　はしっていったら　パーンと　パンクした
プレゼントは　ピンクの　ポロシャツと　パリみやげの　ペンダント　でした
ペーパータオルで　ろっぷん　ふいたら　ポットが　ぴかぴかに　なりました
パジャマの　ポケットに　きんぴかの　ジープの　ワッペンを　つけてもらった
キューピーの　ジャンパーの　ポケットに　ペリカンの　アップリケが　してある
プリンや　こんぺいとうの　あとで　たべた　ポンカンは　ちょっぴり　すっぱい
ペンギンの　ピップは　パイナップルと　ポテトチップを　ぺろりと　たべました
しんぴんの　パンツや　ポロシャツに　スタンプを　ぺたぺた　おして　しかられた
パーティーで　ぴりぴり　からい　スープを　のんで　ほっぺが　ぽっと　あかくなる
プールで　いっぱい　およいで　はらぺこなので　ポテトチップか　ピザを　たべたい

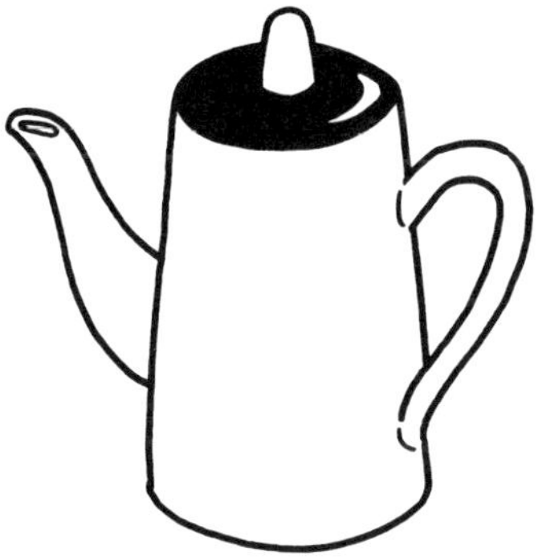
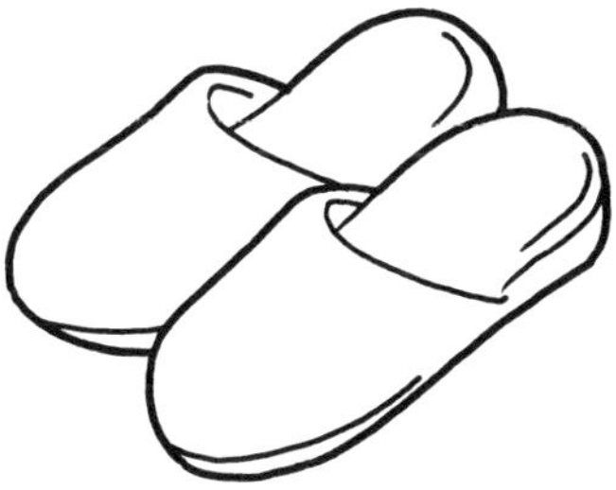
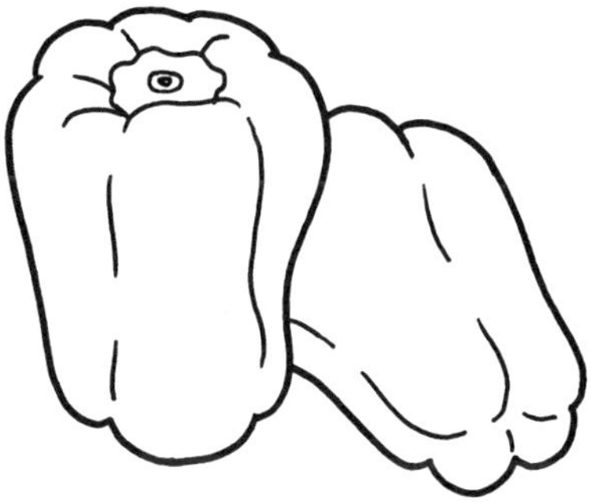
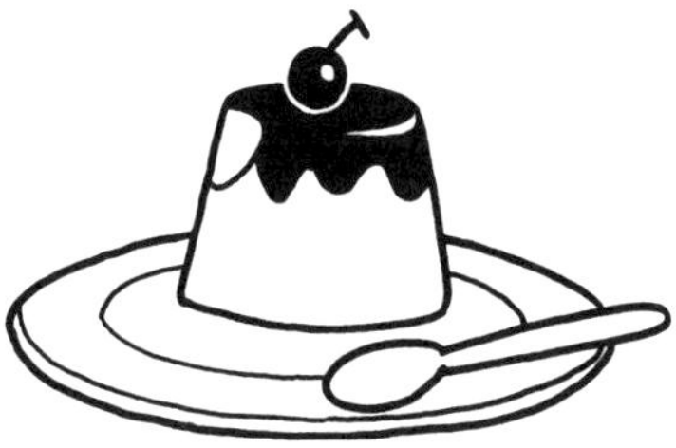
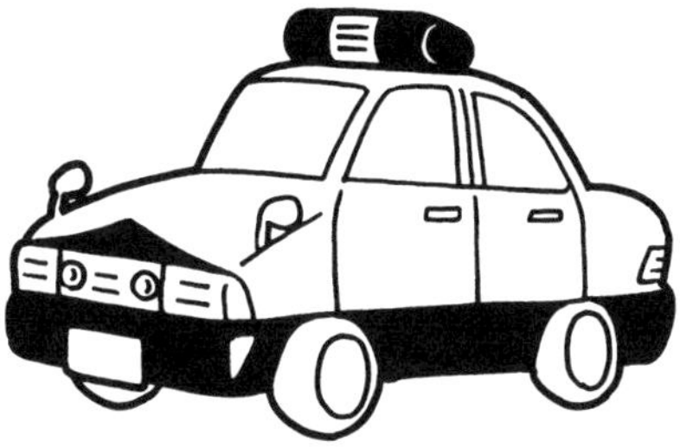
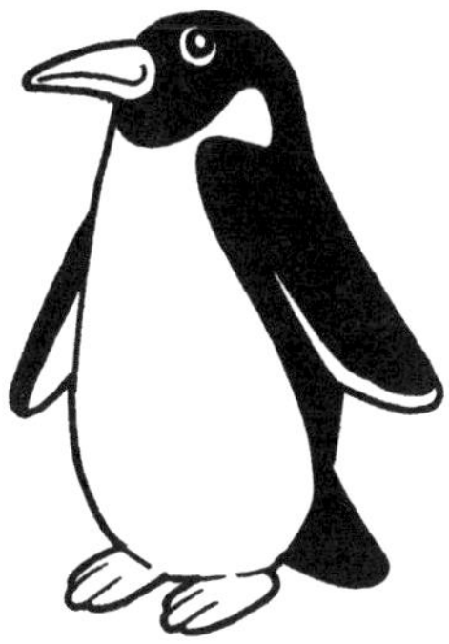
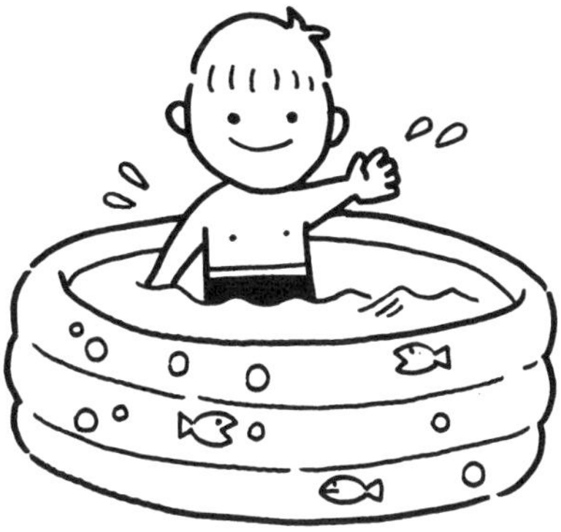
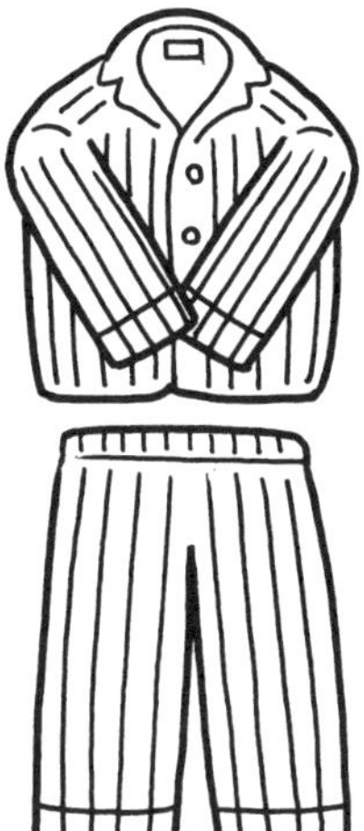
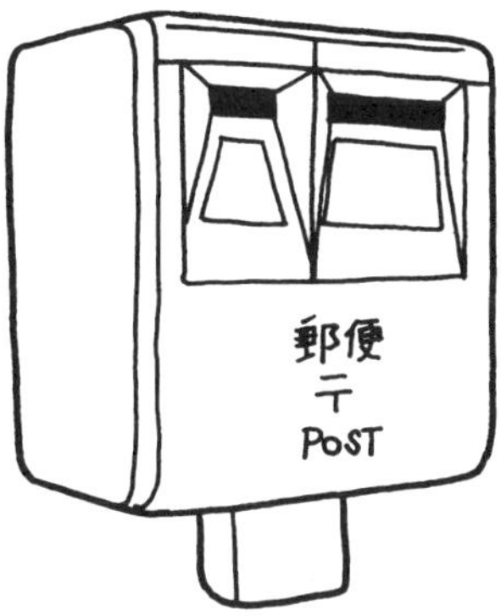
郵便
〒
POST
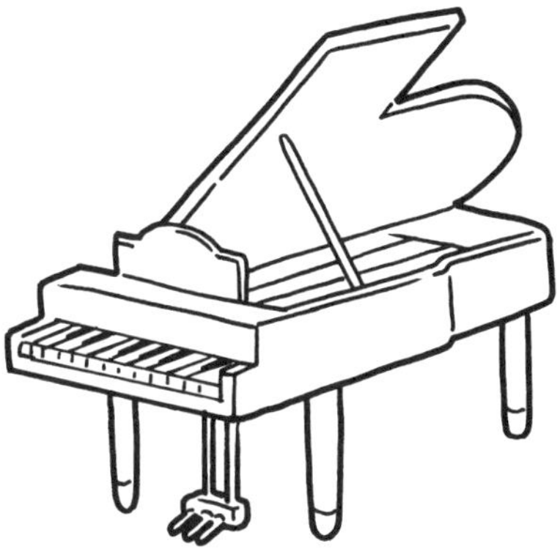

ぴゃ [pja]　ぴゅ [pjɯ]　ぴょ [pjo]

ぴゃ　ぴゅ　ぴょ（語頭）

ピュア	ピューマ	ピューレ	ぴょこん
ピューピュー	ぴょこぴょこ	ぴょんぴょん	ピョンヤン

ぴゃ　ぴゅ　ぴょ（語尾）

いっぴょう*	かんぴょう	でんぴょう	ねんぴょう
はっぴょう	ひんぴょう		

ぴゃ　ぴゅ　ぴょ（語中）

とっぴょうし	コンピューター	しんぴょうせい	トマトピューレ
はっぴゃくいち*	はっぴょうかい	ひんぴょうかい	ろっぴゃくいち*

ぴゃ ぴゅ ぴょ（文）

ぴょんぴょん うさぎの はっぴょうかい
でんぴょうが かぜで ピューッと とばされた
ぴょんぴょん ぴょこぴょこ ひよこの おさんぽ
かんぴょうまきの つくりかたを はっぴょうします
ひんぴょうかいの けっかが はっぴょうされました
てっぽうだまが ピューン ピューンと とんでいった
せんきょでは いっぴょう いっぴょうが たいせつです
ろっぴゃくにんぶんの トマトピューレを よういします
コンピューターを つかって でんぴょうを せいりします
こめの ひんぴょうかいでは いっぴょうずつ しんさします
ぴょんたと ぴょんこは ぴょんぴょん はねて あそびます
げきの はっぴょうかいでは ピューマの やくを やりました
はくまい いっぴょうと げんまい いっぴょうを おくります
かんぴょうを あまからく にて かんぴょうまきを つくります
はっぴゃくえんの いちご ふたパックで せんろっぴゃくえんです
ぴゅうぴゅう くちぶえを ふきながら コンピューターに むかいます
きたかぜが ぴゅうぴゅう ふくなかを ピューマは ピューッと かけぬけた
ぴょんぴょんむらの せんきょで ぴょんきちが ろっぴゃっぴょう とりました
コンピューターの そうこには コンピューターが はっぴゃくだいも ありました
ぴょんたは ぴょこんと おじぎを して ぴょんぴょん おどりを おどってみせた
コンピューターの かいしゃには コンピューターが ずらりと ならんで いました
コンピューターの しんせいひんの はっぴょうかいに ろっぴゃくにんも あつまった

ま [ma]

ま（語頭）

まじょ	まど	まる	マイク
まいご	まきば	まくら	まぐろ
まじめ	マスク	まつり	まほう
まわる	まんが	まいにち	マカロニ
まっすぐ	まつたけ	まないた	マフラー
まぶしい	ままごと	まめまき	マラソン
まんげつ	マンション	まんなか	マンモス
まがりかど	マグネット	マヨネーズ	まつぼっくり

ま（語尾）

うま	くま	しま	じゃま
こま	やま	あたま	くるま
こだま	さんま	すきま	だるま
なかま	パジャマ	ひるま	めだま
おうさま	さかさま	しまうま	すなはま
たけうま	ただいま	タイマー	みずたま
わがまま	おとしだま	おにがしま	おひめさま
かざぐるま	シャボンだま	ゆきだるま	ごちそうさま

ま（語中）

あまい	きまり	こまる	たまご
ちまき	トマト	なまえ	なまず
いちまい*	おしまい	おまもり	かどまつ
かまきり	かまぼこ	ぜんまい	そらまめ
たつまき	たまねぎ	のりまき	はちまき
はまぐり	ひのまる	ひまわり	やまびこ
あまのがわ	クリスマス	くるまいす	さつまいも
たまてばこ	めだまやき	コマーシャル	ワンマンバス

ま (文)

うまい うまい あまい まめ

はちまき まいて マラソンだ

くるくる まわる かざぐるま

きまりを まじめに まもります

まいにち まんがを よみました

まちの まつりも おしまいです

まんまる まんげつ まぶしいな

やまびこ たにまに こだまする

もうすぐ くるまが やってきます

たまには のりまき たべましょう

はれまに なかまと シャボンだま

まだまだ おまつり はじまらない

だるまの めだまは まだ しろめだま

まじょの じまんの しましま マント

みずたま パジャマに みずたま まくら

やまみちに まよって くまに あいました

ママから はなれて まいごになったら こまります

まあちゃんは まいにち ママと ままごと あそび

このみちを まっすぐいくと マンションが あります

かまどの まきに かみと マッチで ひを つけました

かどまつ ししまい おとしだま あけまして おめでとう

おうさまは わがままな おひめさまに とても こまっています

せまくて まずしい すまいでも げんきな まごが じまんです

たまねぎと たまごが はいった マカロニグラタンを たべました

み [mi]

み（語頭）

みき	みず	みせ	みそ
みち	みみ	みる	みかた
みかん	みぎて	みこし	ミシン
みぞれ	みどり	ミトン	みなと
みはり	みらい	ミルク	みんな
みかづき	みじかい	みずうみ	みそしる
みちくさ	みつばち	ミニカー	みずあそび
みずたまり	ミートボール	みずでっぽう	ミッキーマウス

み（語尾）

うみ	かみ	ごみ	せみ
なみ	いずみ	かがみ	くしゃみ
くるみ	さしみ	しじみ	たたみ
つなみ	つぼみ	てがみ	なかみ
ねずみ	のぞみ	はさみ	ひとみ
ゆのみ	あしぶみ	あつがみ	うでぐみ
おおかみ	おりがみ	こづつみ	ちりがみ
ばんぐみ	まえがみ	なつやすみ*	ゆうすずみ

み（語中）

うみべ	すみれ	つみき	なみだ
ひみつ	もみじ	あみもの	おみやげ
かみくず	かみなり	きみどり	ごみばこ
さかみち	のみもの	はちみつ	はなみず
はみがき	ふみきり	やまみち	よりみち
おおみそか	かえりみち	かみしばい	かみぶくろ
くみあわせ	スイミング	タイミング	なつみかん
ねずみいろ	ピラミッド	バドミントン	やすみじかん

み（文）

いずみの　みずを　のみました
すみれ　みつけた　はるやすみ
やまみち　さかみち　つらいみち
みかんは　みんな　みずみずしい
みかんやまから　うみが　みえた
みずうみへの　みち　なみきみち
やすみじかんに　みんなで　おりがみ
くるみを　みっつ　かみに　つつんだ
みんな　みとれる　みごとな　みこし
ごみは　ごみばこ　みちには　すてない
ひみつの　こづつみ　なかみを　みたい
まえがみ　はさみで　みじかく　きった
みけねこ　ねずみを　みつけた　みたい
あかみそ　しろみそ　みそやの　みせさき
みなみへ　ゆくふね　みなとで　みおくる
なつやすみには　みなみの　うみに　いきたい
かがみを　みて　みだしなみを　ととのえます
みどりの　つみきを　みっつ　つんでください
かぜぎみで　くしゃみと　はなみず　とまらない
おおみそか　テレビを　みながら　じょやのかね
はちみついりの　ミルクを　のんで　ひとやすみ
みつばちが　みかんのはなの　はちみつ　あつめた
みなとに　つくと　ふねは　のみみずを　つみこみました
たたみの　へやは　みるみるうちに　すみずみまで　みがきあげられました

む [mɯ]

む（語頭）

むぎ	むし	むち	むね
むら	むいか	むかし	むかで
むぎちゃ	むこう	むしば	むすこ
むすぶ	むすめ	むせん	むちゅう
むささび	むしかご	むしとり	むらさき
むりやり	むかいかぜ	むぎばたけ	むこうがわ
むしめがね	むじゅうりょく	むずかしい	むだづかい
むつごろう	むらはずれ	むかしばなし	むしゃにんぎょう

む（語尾）

ガム	ジャム	ダム	ハム
よむ	おうむ	ゲーム	しぼむ
タイム	チーム	チャイム	つかむ
ドラム	フィルム	プラム	ホーム
リズム	わゴム	アルバム	クリーム
けしゴム	スチーム	ボリューム	カルシウム
スタジアム	プログラム	ユニホーム	ジャングルジム
シュークリーム	アイスクリーム	ソフトクリーム	プラネタリウム

む（語中）

キムチ	けむし	けむり	こむぎ
さむい	じむしょ	ねむい	ラムネ
あおむし	いねむり	おむかえ	おむすび
オムレツ	かんむり	こむぎこ	さむらい
すずむし	なきむし	ふりむく	みのむし
よこむき	よわむし	オムライス	かたつむり
かぶとむし	ちょうむすび	ハムスター	ホームラン
うすむらさき	でんでんむし	てんとうむし	リムジンバス

む（文）

むぎばたけで　むぎを　ふむ

むこうを　むいた　かぶとむし

さむさで　ちぢかむ　むかいかぜ

ふっくら　オムレツ　むずかしい

むらはずれに　すむ　こがねむし

なきむし　むすめの　めが　うるむ

ねむけざましに　むぎちゃを　のむ

むしばが　むずむず　いたむのです

タイムマシンで　むかしに　むかう

すぐに　むくれる　よわむし　むすこ

むらの　むすめが　むかえて　くれた

チームの　リーダー　ドラムを　たたく

すずむし　まつむし　むしかごの　なか

じむしょと　いむしつ　むせんで　むすぶ

むくどりは　むれを　なして　ねむります

あまり　ねむいので　いねむり　こっくり

ラムネを　のむと　むねが　すっと　します

さむいあさ　むりやりおこされ　まだ　ねむい

むぎばたけの　むこうに　むらやくばが　みえます

この　ゲームは　むずかしいので　とても　むりです

むかしむかし　あるむらに　かわいい　むすめが　おりました

むしめがねで　てんとうむしや　かたつむりを　かんさつしましょう

でんでんむしむし　かたつむり　むかいの　はっぱに　いどうちゅう

おむすび　むっつと　むぎちゃを　もって　むこうの　むらに　むかいます

め [me]

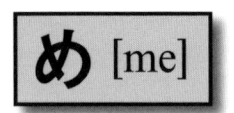

め（語頭）

め	めす	メモ	めいしゃ
めいろ	めがね	めがみ	めざし
めしべ	めだか	メダル	めばえ
メニュー	メロン	めんきょ	めかくし
めいきょく	めぐすり	めいげつ	めいじん
めちゃくちゃ	メートル	めいめい	めいれい
メロディー	めいわく	めんせき	めんどり
メンバー	めずらしい	めだまやき	めざましどけい

め（語尾）

あめ	かめ	こめ	さめ
だめ	つめ	ゆめ	アニメ
あやめ	かもめ	ききめ	すずめ
するめ	つばめ	ななめ	にまめ
はじめ	むすめ	もめん	やくめ
わかめ	うみがめ	かんづめ	せつめい
そうめん	そらまめ	でたらめ	はつめい
はつゆめ	ラーメン	しらゆきひめ	いっしょうけんめい

め（語中）

カメラ	きめる	とめる	なめこ
あつめる	あめふり	アメリカ	うめぼし
キャラメル	こめかみ	こめつぶ	しめきり
セメント	ためいき	つめきり	つめたい
まめまき	おひめさま	おめでとう	カメレオン
きんメダル	ごもくめし	するめいか	せつめいしょ
せんめんき	にらめっこ	ヘルメット	むしめがね
もめんいと	ごめんなさい	しちめんちょう	まめでんきゅう

め（文）

うめぼしあめを　なめました

かめを　カメラに　おさめます

うめの　めいしょを　めぐります

じめじめ　ながあめ　いくにちめ

ためしに　うめぼし　なめてみる

つばめと　めじろが　にらめっこ

めいわく　かけて　ごめんなさい

めざまし　なって　めが　さめた

メロンの　かんづめ　めずらしい

めいろの　めじるし　たしかめる

あめの　おとで　ゆめから　さめた

しめしめ　キャラメル　ひとりじめ

はじめて　アニメを　みた　むすめ

はやめに　メンバー　きめましょう

めがねざるの　めは　おおきな　め

めだかの　めんどう　まめに　みる

ながめの　つめを　つめきりで　きる

つめたい　そうめん　めんつゆ　つける

じめんに　うめた　まめが　めを　だした

おめでとう　ゆうめいせんしゅが　きんメダル

ラーメンに　めいめい　メンマを　いれました

めいじんは　めざした　ところに　めいちゅう　させる

めいしゃで　もらった　めぐすりは　ききめが　あります

めいきょくの　メロディーに　うっとり　ためいき　つきました

も [mo]

も（語頭）

もじ	もり	もも	もえる
もくじ	もくば	もぐら	もぐる
もけい	モップ	モデル	もなか
もうふ	もみじ	もめん	もやし
もよう	もらう	もっきん	もくひょう
モーター	もしもし	もちつき	ものおき
ものさし	もみのき	もりそば	もんだい
もんばん	もうしこみ	もくようび	ものがたり
モノレール	ももたろう	もんしろちょう	もうどうけん

も（語尾）

かも	くも	しも	ひも
メモ	あせも	いつも	こども
ころも	ししゃも	すもう	すもも
どうも	とても	レモン	あまぐも
かるがも	けれども	さといも	しつもん
じゃがいも	やきいも	やまいも	いつまでも
うでずもう	さつまいも	どこまでも	にゅうどうぐも

も（語中）

おもい	おもちゃ	おもて	かもめ
きもの	くもり	けもの	しゃもじ
にもつ	あみもの	いもうと	かいもの
かもしか	くだもの	コスモス	こうもり
しりもち	たべもの	つけもの	ともだち
のみもの	マンモス	おくりもの	おもしろい
かしわもち	こもりうた	たからもの	ちからもち
ハーモニカ	プラモデル	ダイヤモンド	とうもろこし

も（文）

もっきん とても おもしろい

もとに もどして もとどおり

もりの もんばん おともだち

おもてで ものおと くせものか

こどもの もちもの たからもの

すももを もりもり たべました

もぐらが モデルの ものがたり

もみじの もようの きものです

もめんの もうふは きもちよい

モップは ものおき もってきて

ももいろ コスモス もう さいた

おもい にもつを もって もらった

すもうで ものいい もう いちばん

ふもとの たてもの くものす だらけ

たくさん かいもの とても おもいよ

ともだちは ハーモニカを もっています

こどものひ もっと たべたい かしわもち

いもうとは いつも おもちゃを もっている

たべものと のみもの もって さあ しゅっぱつ

じゅんもうの もうふに もぐって もうすこし ねる

のみものを もっと ちゅうもん しても いいですか

おひめさまは ダイヤモンドの おくりものを もらった

ハリモグラは もぐらではなく かものはしの なかまです

ももから うまれた ももたろうの おはなしは おもしろい

ま行（文）

むらの みんなも まめを まく
うみで かもめが むらがって います
みなみの むらにも あめが ふります
いつも つめたい むぎちゃを のみます
はしで まめを むっつも つまみました
ひみつの メモを けしゴムで けします
みんなで いつもの ゲームを はじめます
むずかしい もじは みんなも よめません
あめの ひは いつも くるまで みちが こむ
むかいの おみやで おまもりを もとめました
むいかに ともだちと アニメを みにいきます
あおうみがめも あかうみがめも たまごを うむ
ちゃわんむしも めだまやきも みごとに できた
めざましが みみもとで なっても まだ ねむい
おくりものは おりがみと けしゴムに きめました
さむい よるに もうふに くるまり ゆめを みる
カメラの フィルムを もう いっぽん たのみます
おむすびと のみものは めいめいが もってきました
おもしろい アニメばんぐみを むちゅうで みました
むこうの やまの まっかな もみじは ゆうめいです
もうすぐ むかしばなしの かみしばいが はじまります
やまの ふもとに めがみが すむ みずうみが あるという
むら いちめんに きんもくせいの かおりが みちていました
まっすぐ あるいて みぎに まがると マンションが みえます

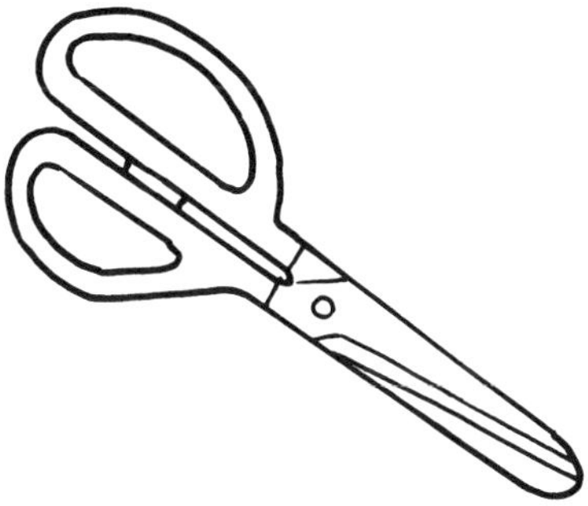

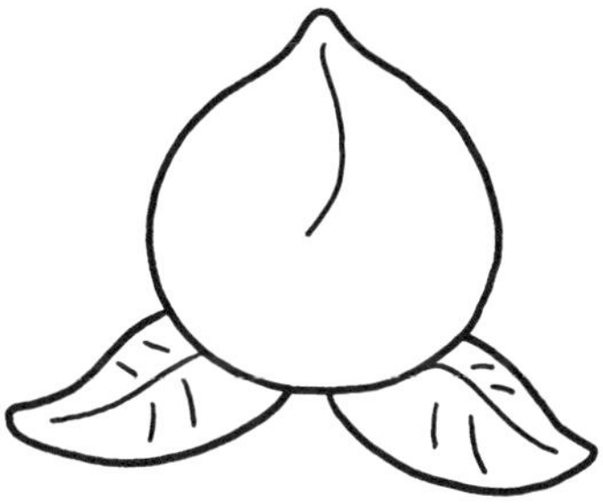

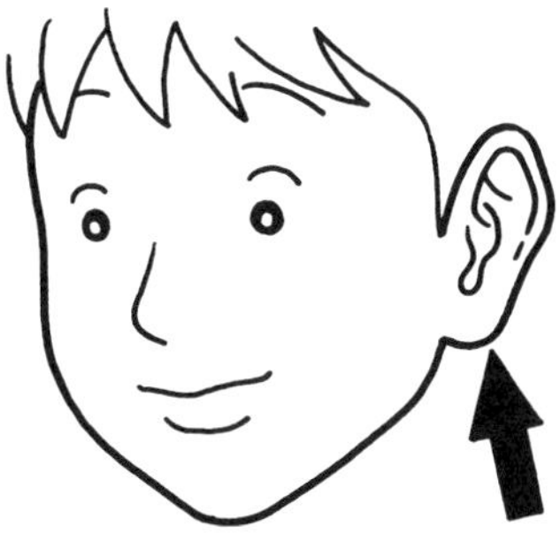
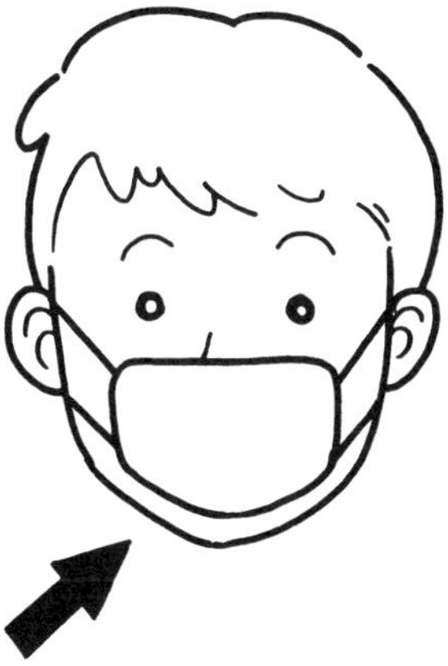
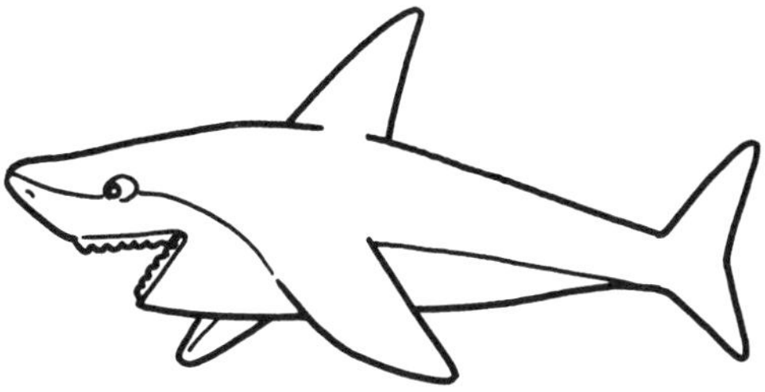
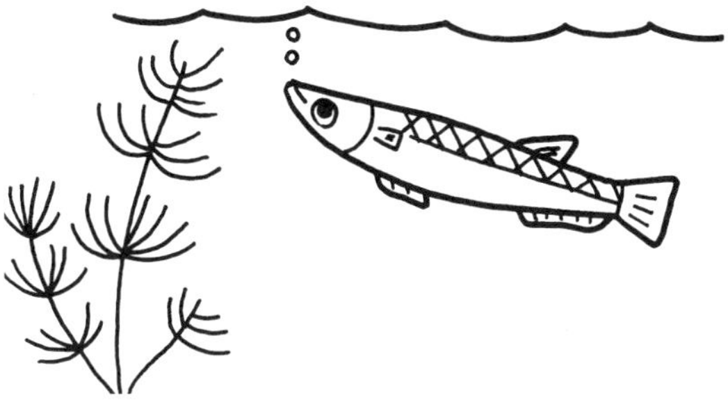
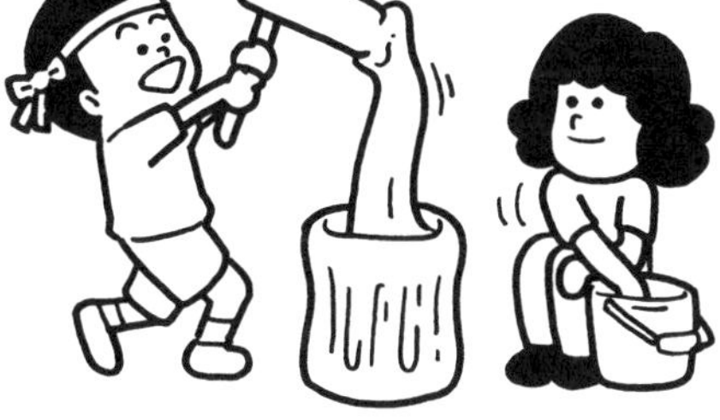
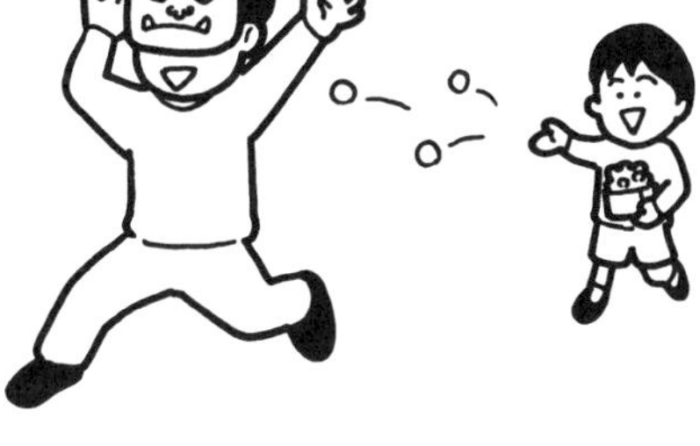

みゃ [mja]　みゅ [mjɯ]　みょ [mjo]

みゃ（語頭）

みゃく	みゃくうつ	みゃくはく	みゃくらく
ミャンマー	みゃくどころ	みゃくみゃく	

みゃ（語中）

こうみゃく	さんみゃく	すいみゃく	じょうみゃく
どうみゃく	ようみゃく	かざんみゃく	ふせいみゃく

みゅ（語頭）

ミューズ	ミュート	ミュンヘン	ミュージアム
ミュージカル	ミュージック	ミュータント	ミュージシャン

みゅ（語中）

バミューダパンツ　　コミュニケーション　　アミューズメントパーク
コミュニティーセンター　　シミュレーションゲーム　　バミューダトライアングル

みょ（語頭）

みょうが	みょうじ	みょうあん	みょうちょう
みょうにち	みょうばん	みょうごにち	みょうちきりん

みょ（語尾・語中）

きみょう	じゅみょう	びみょう	こうみょう
しんみょう	ぜつみょう	だいみょう	ちんみょう
ほんみょう	へいきんじゅみょう		
はなみょうが	だいみょうじん	きみょうきてれつ	あけのみょうじょう
よいのみょうじょう	だいみょうぎょうれつ		

みゃ みゅ みょ（文）

どうみゃくが みゃくうつ
その みょうじが みょうに きになる
きみょうな たてものは ミュージアムです
この みょうじは ほんみょうでは ありません
だいみょうの まえでは しんみょうに します
みょうにちは みょうじんさまの おまつりです
ちちは みょうにち ミャンマーに でかけます
みょうにちか みょうごにちに でんわを します
さんみゃくが みゃくみゃくと つらなって います
きみょうな かっこうをした ミュージシャンが きた
みょうにち コミュニティーセンターで あいましょう
からだには どうみゃくと じょうみゃくが あります
みゃくらくの ない きみょうな はなしを ききました
おにいさんは シミュレーションゲームの みょうしゅです
しんみょうな かおを して ミュージカルを みています
コミュニティーセンターで ミュージカルを じょうえんします
みょうにちは アミューズメントパークに かぞくで でかけます
この さんみゃくの ちかくに すいみゃくを はっけん しました
サウンド・オブ・ミュージックという ミュージカルは すばらしい
ふたごは ぜつみょうな こきゅうで コミュニケーションを します
アニメの テーマミュージックの ミュージックテープが はつばいされた
だいみょうが すんでいた だいみょうやしきが こうえんに なっています
ミューロケットは にほんの ロケットで ミューは ギリシャの もじです
あけのみょうじょうと よいのみょうじょうは どちらも きんせいの ことです

や [ja]

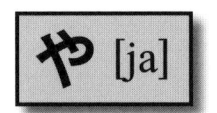

や（語頭）

やぎ	やし	やね	やま
やり	やおや	やかん	やきゅう
やくめ	やけど	やさい	やすみ
やちょう	やなぎ	やぶる	やきいも
やきそば	やきもち	やっきょく	やくそく
やさしい	やどかり	やっぱり	やまびこ
やまみち	やえざくら	やまあらし	やまのぼり
やわらかい	やこうれっしゃ	やぐるまそう	やすみじかん

や（語尾）

こや	へや	もや	あきや
くつや	こめや	こんや	タイヤ
ダイヤ	てれや	とこや	にくや
はなや	パンや	ぼうや	ほんや
みせや	ゆみや	いぬごや	あやふや
いやいや	おもちゃや	くすりや	さかなや
じゅうごや	すやすや	ちちおや	とうふや
ははおや	ほやほや	いっけんや	こどもべや
ドライヤー	ねったいや	わからずや	はずかしがりや

や（語中）

おやこ	おやつ	しゅやく	はやい
はやし	ひやけ	みやげ	みやこ
もやし	よやく	あやとり	おやゆび
かつやく	かばやき	さわやか	ささやく
すきやき	たけやぶ	どらやき	はやおき
ゆうやけ	あまやどり	おもいやり	たまごやき
ふゆやすみ*	ひややっこ	めだまやき	ダイヤモンド

や (文)

たいやき やっつ おみやげに

やまごや やまの いっけんや

やれやれ やっと なきやんだ

おやつは どらやき やきだんご

にくやの やきとり やわらかい

はやく あやとり やりましょう

やかんで おやゆび やけどした

やけどは はやく ひやしなさい

おやつに やきいも やきましょう

やがいげきで しゅやくを やった

やきゅうの やくそく とりやめる

すやすや ぼうやに おやすみなさい

やねうらべやから ゆうやけを みた

やきたて ほやほや やきまんじゅう

やすみじかんには やきゅうを やろう

いやいや あやまる やんちゃな ぼうや

なつやすみは はやおきの やくそくです

やぎの おやこが うらやまに やってくる

こんやは やきにくパーティーを やります

やこうれっしゃの よやくが やっと とれた

やすい やさいを やおやで やっと みつけた

もやしの はいった やきそばは やっぱり おいしい

やっぱり だいすき おかあさんの やいた たまごやき

にちようびは やおやも さかなやも パンやも やすみです

ゆ [jɯ]

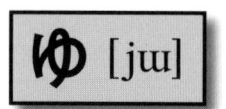

ゆ（語頭）

ゆか	ゆき	ゆげ	ゆず
ゆび	ゆみ	ゆめ	ゆり
ゆかた	ゆうき	ゆうひ	ゆうべ
ゆびわ	ゆれる	ゆうゆう	ゆうがお
ゆうがた	ゆうかん	ゆっくり	ゆうしょう
ゆうしょく	ゆうだち	ゆびきり	ゆうびん
ゆうやけ	ゆらゆら	ゆりかご	ゆるゆる
ゆうれい	ゆうえんち	ゆきだるま	ゆでたまご
ユニホーム	ゆきがっせん	ゆびにんぎょう	ゆうびんきょく

ゆ（語尾）

あゆ	つゆ	ふゆ	まゆ
うぶゆ	おかゆ	きゅうゆ	くずゆ
さゆう	じゆう	しょうゆ	せきゆ
とうゆ	ながゆ	にえゆ	よつゆ
ラーゆ	りゆう	あさゆう	えいゆう
からつゆ	サラダゆ	しょうぶゆ	しんゆう
せいゆう	ぬるまゆ	はいゆう	あずきがゆ
オリーブゆ	からしじょうゆ	ななくさがゆ	わさびじょうゆ

ゆ（語中）

あゆみ	かゆい	こゆき	まゆげ
おおゆき	おにゆり	おやゆび*	おゆうぎ
かたゆで	きゅうゆじょ	こなゆき	たてゆれ
つゆあけ	つゆいり	つゆくさ	はつゆめ
ひめゆり	ふゆぞら	やまゆり	よそゆき
わたゆき	かゆみどめ	ふゆじたく	ふゆやすみ
おやゆびひめ	しらゆきひめ	じゅんゆうしょう	せきゆストーブ

ゆ（文）

おゆで ゆのみを ゆすぎます

かゆい こゆびに かゆみどめ

ゆらゆら ゆれる ゆきやなぎ

おやゆび なかゆび ゆびあそび

ゆあがり ゆかたで ゆうすずみ

ゆりかご ゆっくり ゆすります

ゆうべ ゆでたまごを ゆでました

きのえだ ゆさゆさ ゆさぶります

おふろの ゆげが ゆら ゆら ゆら

こなゆきが まう ふゆの ゆうぐれ

ゆうべの ゆめは ゆかいな ゆめだ

よつゆに ぬれた つゆくさの はな

つゆあけ ゆうだち てんちを ゆるがす

ゆるゆる ゆったり ゆうゆうと すごす

ゆりかもめの ゆくえを ゆっくりと おう

ふゆやすみ ゆきが ふったら ゆきあそび

ゆうべの ゆきで ゆきだるまを つくろう

さんゆこくから せきゆを ゆにゅう します

ゆぶねに ゆずを うかべた ゆずゆで ゆっくり

ふゆがれの きに はつゆき ふって ゆきのはな

ゆうらんバスに ゆられて ゆうえんちに ゆこう

ゆうがた ゆうびんうけから ゆうかんを とります

ゆうびんきょくの まえに ゆうびんポストが あります

しらゆきひめも おやゆびひめも ゆうめいな おはなしです

よ [jo]

よ（語頭）

よこ	よそ	よむ	よる
よあけ	ようい	ようじ	ようす
よそみ	よてい	ヨット	よなか
よわい	ようがし	ようかん	よくあさ
よくばり	よこづな	ようじん	ようちゅう
よつかど	ようふく	よそゆき	よりみち
よろこぶ	よろしく	よろよろ	よわむし
ヨーグルト	よだれかけ	ようちえん	ヨーロッパ

よ（語尾）

ごよう	つきよ	ひよう	びよう
めいよ	もよう	やみよ	りよう
あいよう	いよいよ	えいよう	おはよう
きゅうよう	くよくよ	クレヨン	けんよう
しんよう	そよそよ	たいよう	どうよう
ないよう	にちよう*	ひつよう	ピヨピヨ
あめもよう	こどもよう	さいりよう	はなもよう
たいせいよう	たいへいよう	にほんぶよう	みずたまもよう

よ（語中）

およぐ	こよみ	こより	たより
つよい	ひよこ	まよけ	いよかん
がようし	しょくよく	そよかぜ	ちょがみ
としより	なかよし	にゅうよく	ほようじょ
まよなか	みぎより	むしよけ	げつようび*
さようなら	じかようしゃ	びよういん	ひらおよぎ
マヨネーズ	かいすいよく	しんりんよく	たいようけい
だいよくじょう	にっこうよく	ひのようじん	みずようかん

よ (文)

きように こよりを よりました
ようやく ようきが よくなった
よごした ようふく どうしよう
そよかぜ そよそよ いいきもち
ピヨピヨ ひよこが よってくる
つよい よこづな よつに くむ
よろよろ よろめく よっぱらい
くよくよ まようのは よしました
ようかん よきれ よにんで たべた
つきよに よまわり ひの ようじん
よなかに ようせいが きたようです
よい たよりを よんで よろこんだ
みずたまもようの ようふくが よく にあう
おなじ ようちえんに かよう なかよしです
いよかんが よんじゅうよんこも ありました
よつかどは さゆうを よく みて よこぎります
がようしに クレヨンで ヨットの えを かいた
ヨットで たいせいようを わたって ニューヨークへ いこう
げつようびの ずこうの じかんには がようしが ひつようです
ヨーグルトを つかった ようがしは おとしよりも よろこびます
ほようじょの だいよくじょうは よどおし にゅうよくが できます
こんどの どようびに よもぎを つんで よもぎもちを つくりましょう
よくあさは あめもようだったので かいすいよくの よていを よしました
にちようびには よそゆきの ようふくを きて じかようしゃで でかけます

や行（文）

やかんの おゆに ごようじん
おやこで ゆっくり およぎます
やなぎも よつゆに ぬれている
ゆうきを だして よく やった
ようやく こなゆき やみました
はなやで ゆりを よんほん かった
はやく ふゆやすみが くると よい
やっぱり しょうゆが ひつようです
ゆびきりげんまん やくそく したよ
よぎしゃに ゆられて やまへ いく
やきゅうで ゆうしょう おおよろこび
ゆうべ よにんで すきやきを たべた
やっぱり よこづなが ゆうしょう した
やけどを した おやゆびを よく ひやす
やまみちの やまゆりの はな よいかおり
ゆでたまご よりも たまごやきが すきです
よそゆきの ようふくが やっと できました
てんきよほう こんやは ゆきが ふるようだ
ゆでた やさいに マヨネーズを かけてみよう
ゆうべは ねったいやで よく ねむれなかった
やすみのひには ゆっくり ほんを よみました
くすりやで むしよけや かゆみどめを かいました
つゆが あけ いよいよ なつやすみが ちかづいた
おやつの とうもろこしは ゆでても やいても おいしいよ

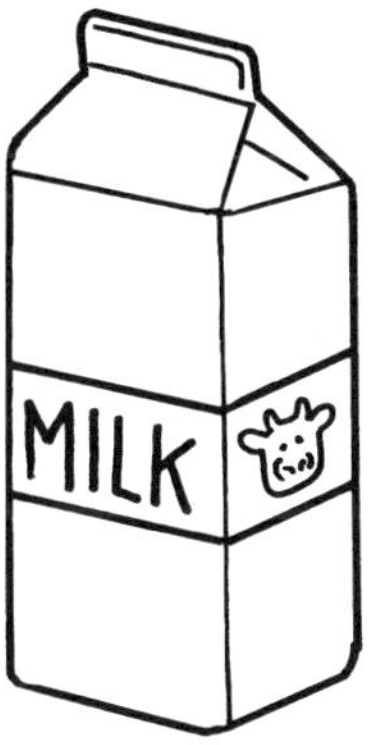
MILK

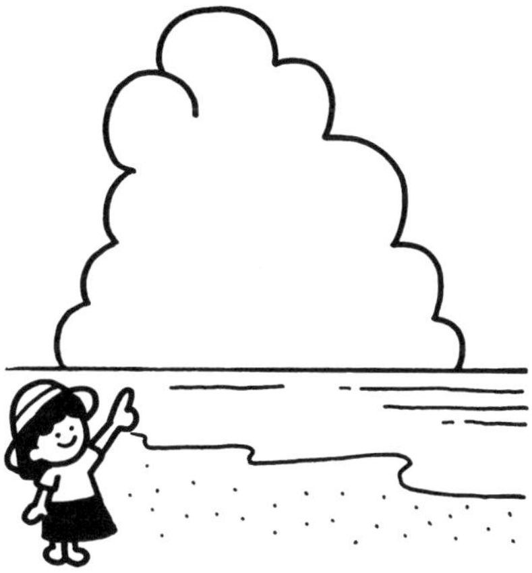

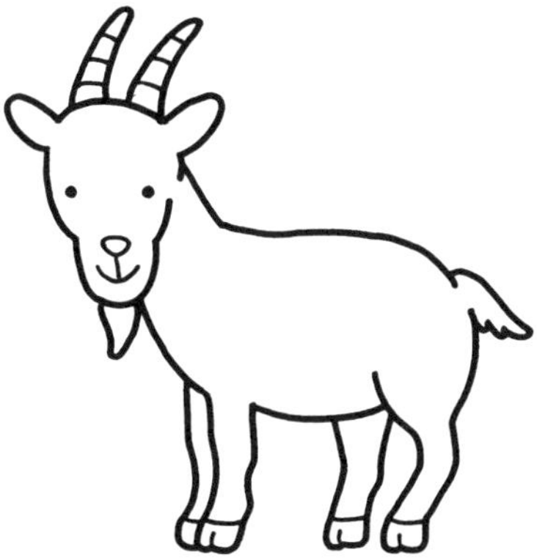

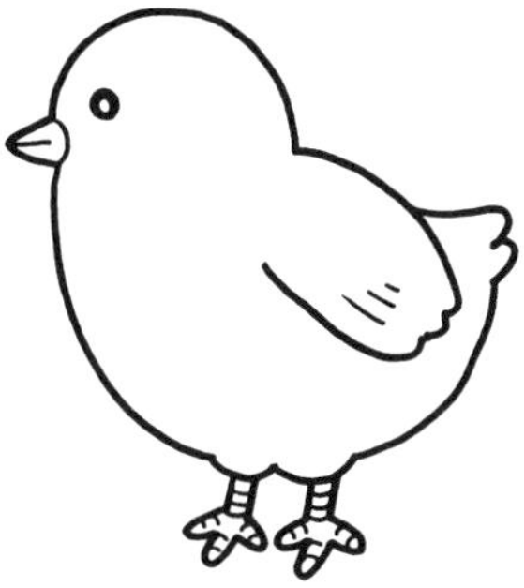

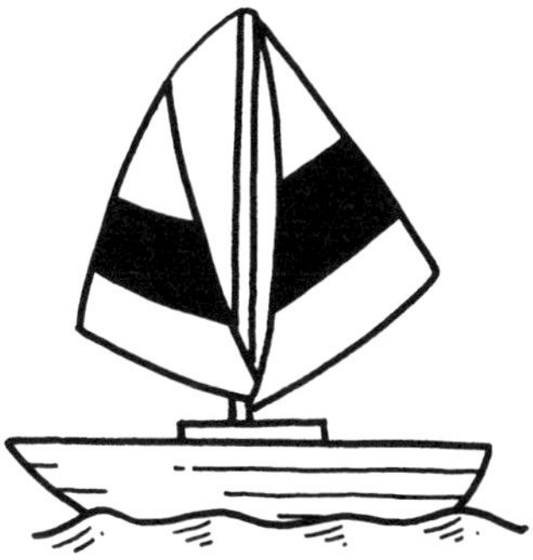

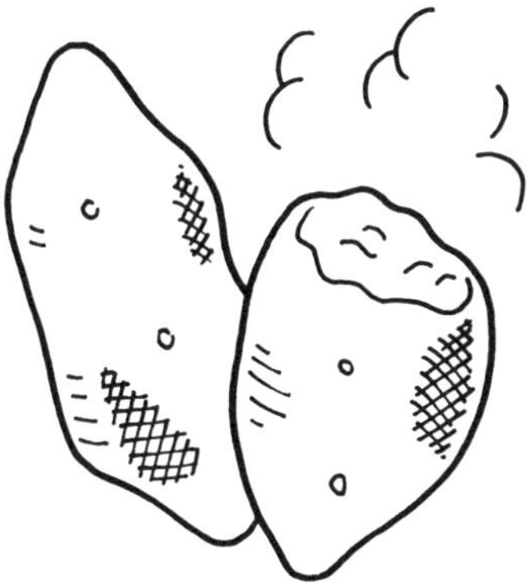

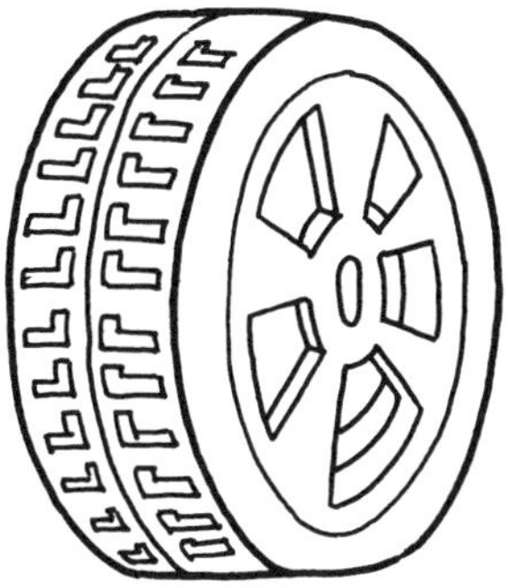

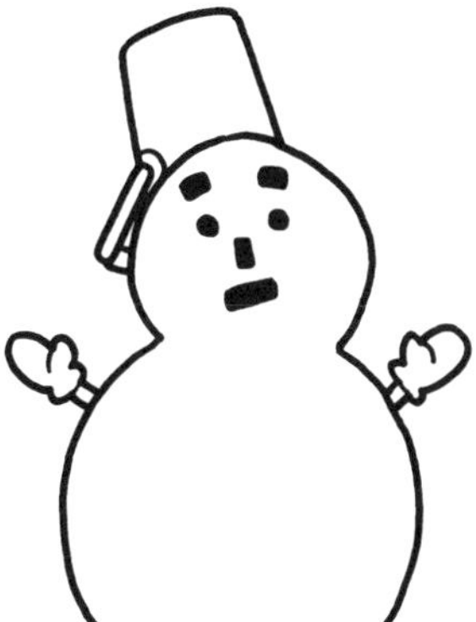

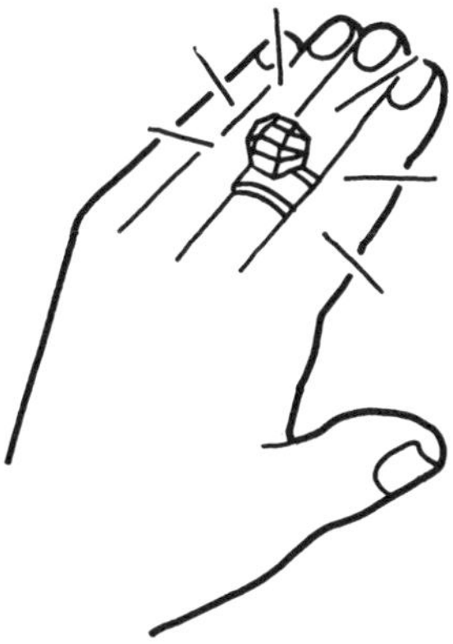

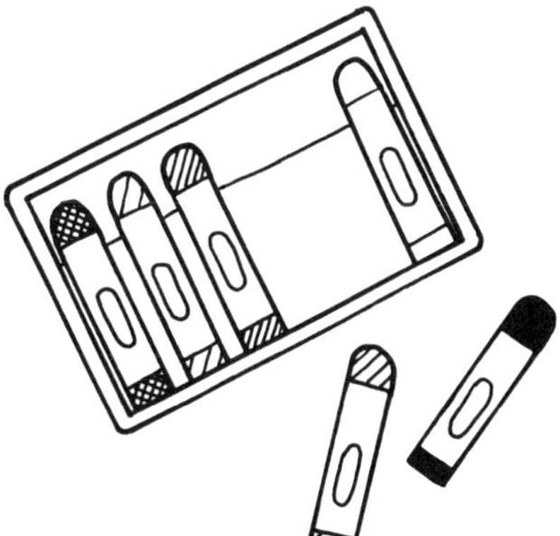

ら [ɾa]

ら（語頭）

ライト	らくだ	ラジオ	ラッコ
らっぱ	ラムネ	ランチ	ランプ
ライオン	らいしゅう	らいちょう	ライター
らいねん	らっきょう	らくがき	ラグビー
ラケット	ラーメン	らんぼう	らっかさん
らっかせい	ランドセル	ランニング	ライスカレー

ら（語尾）

さら	そら	てら	とら
ばら	むら	あぶら	いくら
うずら	かけら	カメラ	かわら
くじら	コアラ	ゴリラ	さくら
たから	ちから	とびら	のはら
はしら	ポプラ	まくら	もぐら
いたずら	かいがら	カステラ	きらきら
きんぴら	てのひら	てんぷら	はなびら
プロペラ	ひらひら	ホームラン	まっくら
ゆらゆら	さようなら	シンデレラ	オーケストラ

ら（語中）

あらし	あられ	からす	ガラス
からだ	くらげ	けらい	サラダ
みらい	わらう	からあげ	そらまめ
ドライブ	トラック	トランプ	はブラシ
ひらがな	ぶらんこ	ベランダ	マラソン
むらさき	あたらしい	さくらんぼ	たからもの
にらめっこ	パラシュート	ピラミッド	フライパン
プラモデル	プログラム	やわらかい	おしくらまんじゅう

ら (文)

くらく なったら さようなら

らくがき したら おこられた

からすの ねぐらは むらはずれ

らくだに のったら らくだった

ぐらぐら じしんだ そら にげろ

きらきら ひかる ガラスの かけら

とらと ライオン どちらが つよい

ゴリラが もらった むぎわらぼうし

さくらの はなびら ひらひら ちった

あられが ばらばら そらから ふった

くらい うちから はたらく トラック

いたずら ラッコが かいがら すてる

くらい よぞらに きらほし きらきら

ならない らっぱに いらいら します

ひらがな ならった らのじを ならった

カステラの かけらを からすに あげた

ぶらんこ ゆらゆら からだも ゆらゆら

さくらそうが さいたら おしらせします

あたらしい ラッパを はらっぱで ふいた

とうがらしと からしは からいから きらいです

のきさきから ながい つららが たれさがって います

らいねんの はるから つかう ランドセルを かってもらいました

そとから かえったら てを あらって がらがら うがいを します

オーストラリアから もらった コアラが あかちゃん コアラを おんぶしています

り [ɾi]

り（語頭）

りか	りす	りきし	りくち
りくつ	りこう	リズム	りそう
リード	りっぱ	リフト	リボン
りゅう	りよう	リレー	リング
りんご	りんじ	りっきょう	リーダー
リットル	リビング	リモコン	りんしょう
りんどう	リクエスト	リサイクル	リサイタル
リハーサル	リポーター	りったいこうさ	リップクリーム

り（語尾）

あり	くり	とり	おどり
おわり	きゅうり	キリン	くすり
くもり	けむり	ゼリー	はかり
ひかり	ひだり	みどり	りょうり
あやとり	おにぎり	かみなり	しりとり
ちりとり	どんぐり	どんぶり	にわとり
のこぎり	びっくり	ひまわり	かたつむり
こいのぼり	さかなつり	バイオリン	ひなまつり

り（語中）

ゴリラ	ぬりえ	アメリカ	いりぐち
おりがみ	きりかぶ	ざりがに	しりもち
スリッパ	つりざお	とりかご	のりまき
のりもの	ひだりて	プリント	ペリカン
ありがとう	おくりもの	きりぎりす	クリスマス
さんりんしゃ	すべりだい	チューリップ	とりかえる
はりねずみ	ひとりごと	レスリング	オリンピック
クリーニング	シュークリーム	ヘリコプター	アイスクリーム

り（文）

のりで　ぴったり　はりつける

ふうりん　りんりん　なりました

ぼんぼり　かざって　ひなまつり

ひとりで　しりとり　つまりません

おやこどんぶりを　もりもり　たべる

りすが　どんぐり　かりかり　かじる

つるりん　つるりん　こおりは　すべる

ちりん　ちりんと　ふうりんが　なります

もりには　りすや　ことりが　すんでいます

ふみきりは　みぎ　ひだり　みてわたります

ありがとう　となりの　ひとから　おくりもの

なつまつり　たべたり　のんだり　おどったり

ゴリラが　りんごを　がりがり　かじりました

かたつむりが　ゆっくり　ゆっくり　はっている

すべりだい　すべりそこねて　しりもち　ついた

チューリップも　ひまわりも　ゆりも　あります

はりねずみ　はりに　さわると　ひりひり　ひりり

ぬりえや　おりがみは　おわりにして　かえりましょう

ひばりの　さえずりが　かわの　あたりで　きこえます

クリスマスツリーに　みどりの　リボンを　かざります

きゅうに　そらが　くもり　かみなりが　なりだしました

いちりんしゃも　にりんしゃも　さんりんしゃも　のれます

きこりは　きりかぶに　ぶつかり　すりきずを　つくりました

とりは　とりでも　そらを　とべない　とりは　にわとりです

る [ɾɯ]

る（語頭）

るす	ルビー	ループ	ルーペ
ルール	るいしん	るいせん	るすたく
るすばん	ルーマニア	ルーレット	るりかけす
るりたては	るいじんえん	ルームライト	るすばんでんわ

る（語尾）

さる	つる	はる	ひる
ベル	まる	よる	あひる
かえる	シャベル	シール	タイル
タオル	のぼる	パズル	ビール
プール	ペダル	ボール	ほたる
ホテル	レール	いじわる	おしえる
おりづる	キャラメル	くちびる	くるくる
サンダル	ジャングル	チャンネル	テーブル
トンネル	ビニール	オルゴール	カンガルー
モノレール	ランドセル	キャッチボール	パイナップル

る（語中）

あるく	いるか	かるた	くるま
くるみ	コルク	ゴルフ	しるし
するめ	だるま	トルコ	ひるね
ふるい	フィルム	ベルト	ミルク
わるい	あかるい	アルバム	アルプス
オルガン	かるがも	グループ	はるかぜ
かざぐるま	くるまいす	ぬいぐるみ	ブルドッグ
ヘルメット	ボールペン	ゆきだるま	ヨーグルト
ケーブルカー	ブルドーザー	ジャングルジム	てるてるぼうず

る（文）

くるくる まわる かざぐるま
ほたるが ひかる なつのよる
ざるそば つるつる ひるごはん
みるみる のびる まめの つる
さるが オルゴールを きいている
ぶるぶる ふるえる さむい よる
「る」のじは ぐるっと まいている
るすばん する よる こわい よる
いるかの シールを くるまに はる
ぶるるるるーんと くるまが はしる
タイルの ゆかは つるつる すべる
ベルが なると こざるが でてくる
あひるが ならんで あるいて いるよ
くるまに のるより あるいて いこう
パズルを ひろげる テーブルの うえ
ボールの まわりを ぐるぐる まわる
かるがると まるい テーブル もちあげる
はりねずみ はるが くるまで ねむってる
ひるまは ブルドッグが るすばんを する
まなづるが はるばる うみを わたってくる
トンネルを ぬけると あかるい そらが みえる
てるてるぼうず てるぼうず あした てんきに なあれ
ふるしんぶんや ふるざっしを あつめる くるまが とおる
ケーブルカーに のると とおくに ゴルフじょうが みえる

れ [ɾe]

れ（語頭）

れつ	れいぎ	れきし	レジャー
れっしゃ	レース	レタス	レール
レモン	れんが	れんげ	レンジ
レンズ	レコード	レッスン	れいとう
レトルト	れいぼう	れんこん	れんしゅう
レッカーしゃ	レストラン	レスリング	レジスター
れいぞうこ	レントゲン	レインコート	レスキューたい

れ（語尾）

きれ	これ	だれ	はれ
あられ	おしゃれ	カレー	すみれ
せびれ	トイレ	ながれ	なだれ
はずれ	みぞれ	よだれ	リレー
わかれ	あまだれ	うりきれ	おしいれ
きまぐれ	くつずれ	こまぎれ	サイレン
さしいれ	しなぎれ	ずぶぬれ	スプレー
それぞれ	だしいれ	ねんれい	ひときれ*
ゆうぐれ	がけくずれ	さつきばれ	なかまはずれ

れ（語中）

テレビ	ドレス	いれもの	うまれる
うれしい	オムレツ	オレンジ	かくれる
ぎょうれつ	クレパス	クレヨン	ステレオ
パレード	ブレーキ	わすれる	かくれんぼ
カメレオン	カレンダー	シンデレラ	チョコレート
ながれぼし	ネックレス	プレゼント	モノレール
わすれもの	エレベーター	カレーライス	トレーニング
バレーボール	ほうれんそう	エスカレーター	デコレーション

れ（文）

かれんな　れんげ　はるの　おとずれ
やれやれ　やっと　はれまが　みえた
レモンの　いろは　きれいな　きいろ
テレビの　てんきよほうが　はずれた
あしたは　パレード　はれたら　いいな
きれいな　はぎれで　ふでいれ　つくる
レールの　うえを　れっしゃが　はしる
レタスは　しなぎれ　すぐ　しいれます
あれでも　これでも　どれでも　いいです
ごまだれ　みそだれ　どのたれが　いい？
オレンジいろの　れっしゃと　すれちがう
レトルト　カレーを　かうのを　わすれた
チョコレートの　プレゼント　うれしいな
おしゃれな　レースの　ドレスが　うれしい
バレーの　レッスン　ほめられて　うれしい
われを　わすれて　「れ」のじの　れんしゅう
れいとうの　こまぎれにくを　レンジに　いれる
まちはずれに　さびれた　レストランが　ありました
クレヨンで　すみれと　れんげの　えを　かきました
かくれんぼ　だれかが　ガレージに　かくれています
しだれやなぎも　しだれざくらも　えだが　たれています
オレンジを　いれた　デコレーションケーキを　つくります
レタスと　れんこんを　かごに　いれ　レジの　れつに　ならびます
がけくずれで　いえが　こわれて　ながされたが　レスキューたいに　たすけられた

ろ [ro]

ろ（語頭）

ろく	ろば	ろうか	ろかた
ろくが	ロープ	ろばた	ロッカー
ろくおん	ロケット	ろっこつ	ろうじん
ろうそく	ロボット	ローマじ	ログハウス
ろせんバス	ろてんぶろ	ロープウェー	ロールパン
ろくじゅうろく*	ろうにんぎょう	ロードローラー	ローラースケート

ろ（語尾）

くろ	しろ	どろ	ふろ
メロン	うしろ	かいろ	きいろ*
こころ	こんろ	ざくろ	じょうろ
せんろ	だんろ	つうろ	どうろ
ピエロ	ふくろ	ほくろ	まぐろ
めいろ	アイロン	いろいろ	いしころ
ころころ	さいころ	ストロー	そろそろ
てぶくろ	ふくろう	ぺろぺろ	うきぶくろ
かっそうろ	かみぶくろ	だいどころ	こうそくどうろ

ろ（語中）

いろり	うろこ	きろく	ころぶ
ひろい	ひろば	ふろく	よろい
いろがみ	くろごま	グローブ	こおろぎ
コロッケ	しろくま	シロップ	すごろく
そろばん	ドロップ	どろぼう	どろんこ
ブロック	ブローチ	プロペラ	マカロニ
メロディー	よろこぶ	おもしろい	くりひろい
とろろいも	パイロット	パトロール	プログラム
ヨーロッパ	いろえんぴつ	とうもろこし	もんしろちょう

ろ（文）

いろんな ロボット せいぞろい
どろどろ どろんこ どろだらけ
そろそろ ピエロが でてくるよ
ブロックで ロケットを つくろう
そろそろ かえろう もう ろくじ
ぎろぎろ ぎろり くろねこ にらむ
こおろぎが ぞろぞろ でてきました
どうろで ひろった くろい てぶくろ
メロンジュースを ストローで のんだ
きいろい ドロップ ぺろぺろ なめる
めいろの なかで うろうろ おろおろ
ひろばで すべろう ローラースケート
だいどころで とろろいもを すりおろす
かぞく そろって ろてんぶろに はいろう
ろうかで さいころを ころころ ころがす
いろいろな かたちの いしころを ひろった
プログラムの ろくばんめは ももたろうです
だいどころに とうもろこしが ろっぽん あります
とろけるような ストロベリーシロップを つくろう
ロールパン ろっこと メロンパン ろっこ かいました
くろい ひとみの ふくろうが ボロッホ ホッホと ないている
どうろこうじの しあげに ロードローラーが ろめんを かためます
いろいろないろの いろえんぴつで いろいろな ロケットを かきました
ろくだいの トラックが トンネルを とおろうと している ところです

ら行（文）

きのうの　ひるごろ　あられが　ふった
ふろばの　くもりガラスが　ぬれている
たかい　ところから　ひとりで　おりられる
ホールの　いりぐちで　プログラムを　くれた
かえるころには　そらが　からりと　はれました
うれしいな　プリンや　ロールケーキが　たべられる
りんじれっしゃが　ろくばんせんから　はっしゃする
かたつむりは　あめに　ふられても　のろのろ　あるく
むらまつりに　さるつかいの　ろうじんが　おとずれた
れんしゅうが　おわり　これから　かえる　ところです
レタスと　きゅうりで　ヨーグルトサラダを　つくろう
ランドセルが　うれしくて　おどりあがって　よろこんだ
あたらしい　れんがづくりの　ビルを　たてる　ところです
きれいな　みどりの　ドレスを　きて　かろやかに　おどる
あの　コアラの　ぬいぐるみは　だれに　もらったのですか
テレビでは　オリンピックの　マラソンが　そろそろ　はじまる
だいどころで　ちらしずしや　のりまきを　きれいに　もりつける
ヘルメットを　かぶり　ローラースケートの　れんしゅうを　する
マカロニグラタンに　こなチーズを　ふりかけて　レンジに　いれる
かえるの　コーラス　けろけろけろ　あめで　びしょぬれ　かえりみち
ドッジボールの　ねらいが　はずれて　とおりの　ほうまで　ころがった
クリスマスに　もらった　ボールと　グローブ　うれしくて　たまらない
そらで　あばれる　かみなりが　おそろしくて　テーブルの　したに　かくれた
じろうは　ランドセルを　ほうりだして　やきゅうの　れんしゅうに　いきました

りゃ [rja]

りゃ (語頭)

りゃくが	りゃくご	りゃくじ	りゃくず
りゃくごう	りゃくしき	りゃくしょう	りゃくれき

りゃ (語尾)

ありゃ	こりゃ	そりゃ	どりゃ
ありゃありゃ	こりゃこりゃ		

りゃ (語中)

がいりゃく	かんりゃく	けいりゃく	こうりゃく
さくりゃく	しょうりゃく	しんりゃく	せいりゃく
せんりゃく	ぜんりゃく	たいりゃく	ほうりゃく
ぼうりゃく	こうりゃくぼん		

りゅ [ɾjɯ]

りゅ（語頭）

りゅうき	りゅうぎ	りゅうし	リュージュ
りゅういき	りゅうおう	りゅうがく	りゅうかん
りゅうきゅう	りゅうきん	りゅうこう	りゅうすい
りゅうせい	りゅうつう	りゅうぼく	リューマチ
りゅうひょう	りゅうこうご	りゅうがくせい	リュックサック
りゅうぐうじょう	りゅうぜつらん	りゅうせんけい	りゅうどうしょく

りゅ（語尾）

かりゅう	きりゅう	しりゅう	いちりゅう
かいりゅう	かんりゅう	ぎゃくりゅう	きゅうりゅう
きょうりゅう	けいりゅう	げきりゅう	ごうりゅう
じこりゅう	スクリュー	じょうりゅう	せいりゅう
だくりゅう	だんりゅう	でんりゅう	ほうりゅう
よくりゅう	どせきりゅう	にとうりゅう	らんきりゅう
いっとうりゅう	ようがんりゅう	ジェットきりゅう	きんこつりゅうりゅう

りゅ（語中）

トリュフ	びりゅうし	ボリューム	かりゅうど
いりゅうひん	かりゅうじょう	しゅりゅうだん	ていりゅうじょ
ひょうりゅうき	ブリュッセル	ほうりゅうじ	うんりゅうがた
けいりゅうづり	だいりゅうこう	たりゅうじあい	てんりゅうがわ
でんりゅうけい	とうりゅうもん	じょうりゅうすい	いちりゅうせんしゅ
きゅうりゅうくだり	きょうりゅうずかん	すいりゅうポンプ	ししざりゅうせいぐん

りょ [rjo]

りょ（語頭）

りょひ	りょかん	りょけん	りょこう
りょくちゃ	りょうし	りょうて	りょうど
りょうめ	りょうり	りょうあし	りょうかい
りょうがえ	りょかくき	りょうがわ	りょうぎし
りょうきん	りょうけん	りょうこう	りょこうき
りょうしつ	りょうしん	りょうたん	りょうほう
りょうめん	りょうりつ	りょうきんじょ	りょくちたい
りょうしゅうしょ	りょうどなり	りょうようじょ	りょっかうんどう

りょ（語尾）

ほりょ	えんりょ	しゃりょう	しゅりょう
しりょう	そうりょ	ちりょう	とりょう
はいりょ	はんりょ	ひりょう	むりょう
きゅうりょう	げんりょう	こうりょう	ざいりょう
しょくりょう	しんりょう	ぜんりょう	そくりょう
たいりょう	とうりょう	どうりょう	ねんりょう
ぶんりょう	ゆうりょう	かんみりょう	ちょうみりょう
めぶんりょう	だいとうりょう	にゅういんりょう	せいりょういんりょう

りょ（語中）

きりょく	しりょく	どりょく	ふりょく
みりょく	あくりょく	いんりょく	きょうりょく
けんりょく	じゅうりょく	しんりょく	ぜんりょく
たいりょく	ちょうりょく	のうりょく	ぼうりょく
いりょうひん	うりょうけい	げんしりょく	しりょうかん
ふりょうひん	いんりょうすい	えんしんりょく	しんりょうじょ
うちゅうりょこう	じゅうりょうあげ	ぜんそくりょく	ちゅうかりょうり
かいがいりょこう	かりょくはつでん	けいりょうカップ	ゆうりょうどうろ

りゃりゅりょ

りゃ　りゅ　りょ（文）

ここの　りょうりは　ボリュームが　ある
りょうめの　しりょくは　りょうこうです
きゅうりゅうくだりは　はくりょくが　ある
りょうしたちは　たいりょうばたを　あげた
りょこうさきで　りゅうかんが　りゅうこうした
けいりょうカップで　ぶんりょうを　はかります
りょっかうんどうに　きょうりょく　しましょう
りょうてと　りょうあしを　ぜんりょくで　うごかす
りゅうせんけいの　しゃたいが　りゅうこうしている
りょこうしゃで　りょこうの　しりょうを　もらいます
きょうりゅうには　よくりゅうや　ぎょりゅうも　います
りょうりの　ざいりょうや　ちょうみりょうを　そろえる
かいがいりょこうの　りょこうきを　ぜんりょくで　しあげた
この　しりょうかんには　きょうりゅうの　しりょうが　あります
りょかんで　でた　りょくちゃを　えんりょなく　いただきました
この　しんりょうじょでは　むりょうで　ちりょうを　してくれます
りょうけんを　つれた　かりゅうどが　りょうじゅうを　うちました
リュックサックに　いんりょうすいと　しょくりょうを　いれました
りゅうの　おうさま　りゅうおうが　りゅうぐうじょうに　いるらしい
りゅうがくせいたちは　きょうりょくして　りょうりを　つくりました
りょうきんじょで　ゆうりょうどうろの　つうこうりょうを　はらいます
リュックを　せおった　りょこうしゃが　ていりゅうじょに　たっています
りょうしんが　りゅうこうちゅうの　ゲームの　こうりゃくぼんを　かってくれた
かわの　すいりょうが　まし　りょうぎしの　りょかんは　だくりゅうに　のまれた

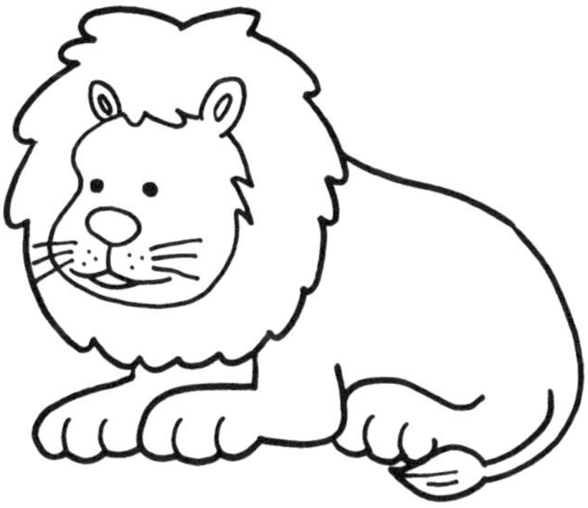
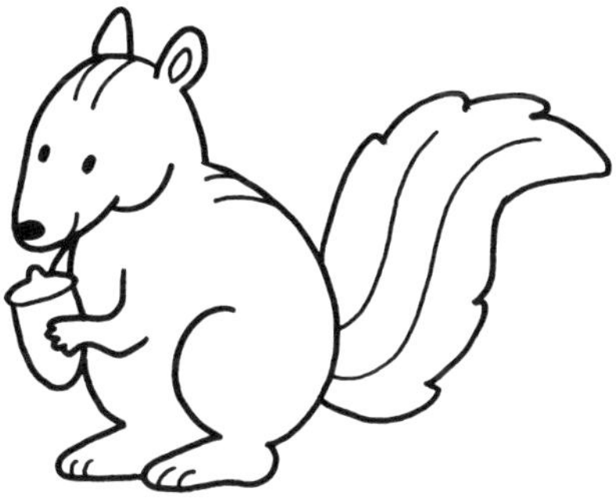
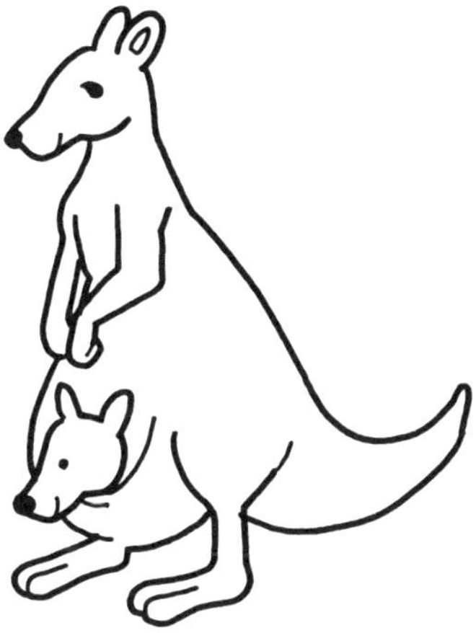
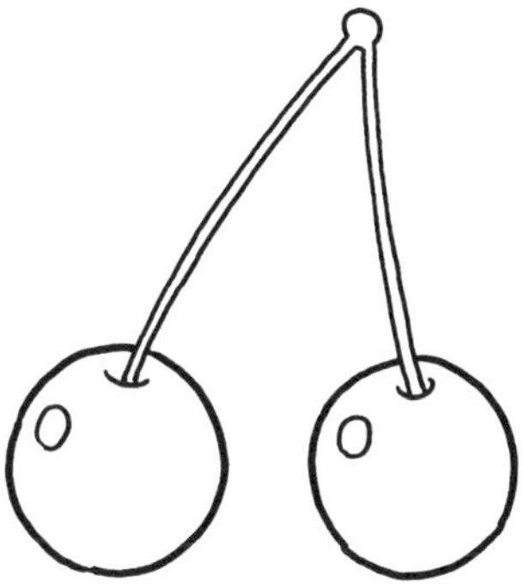
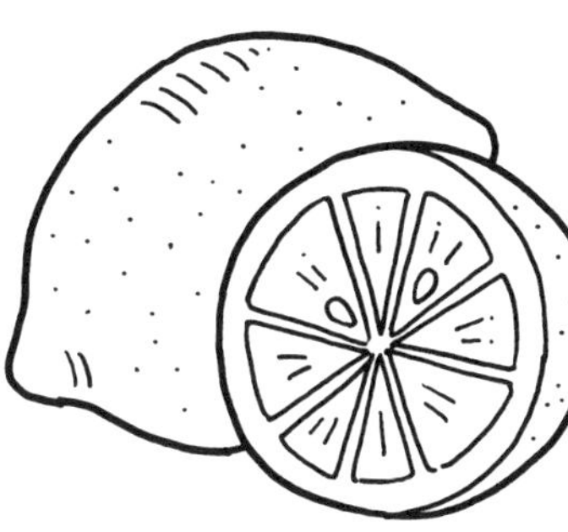
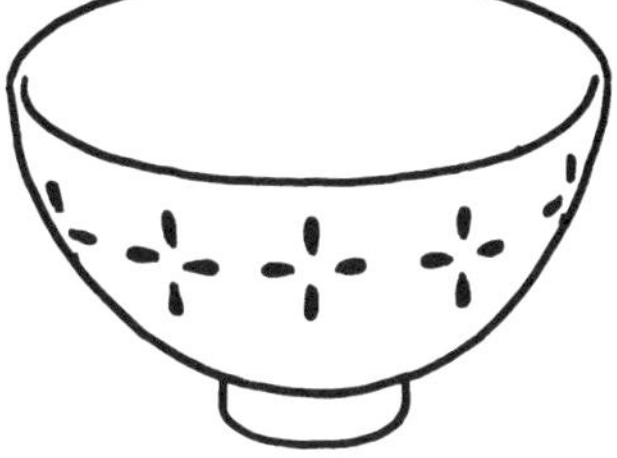
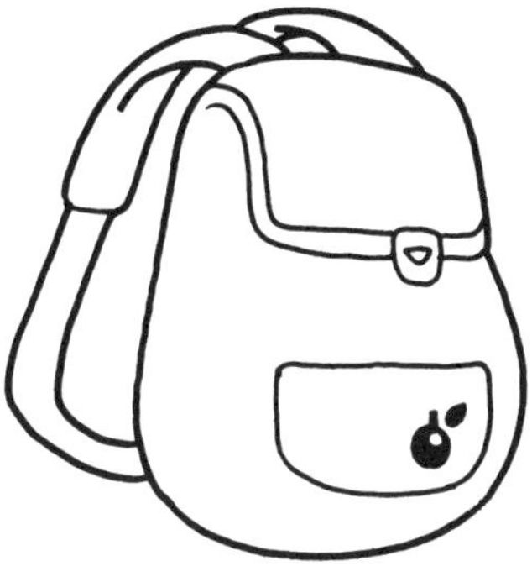

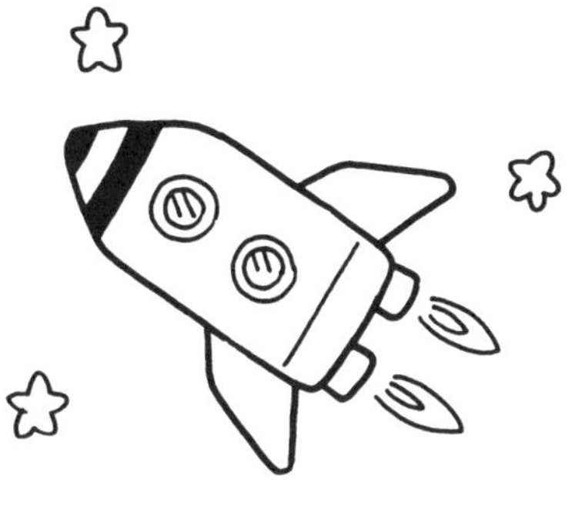
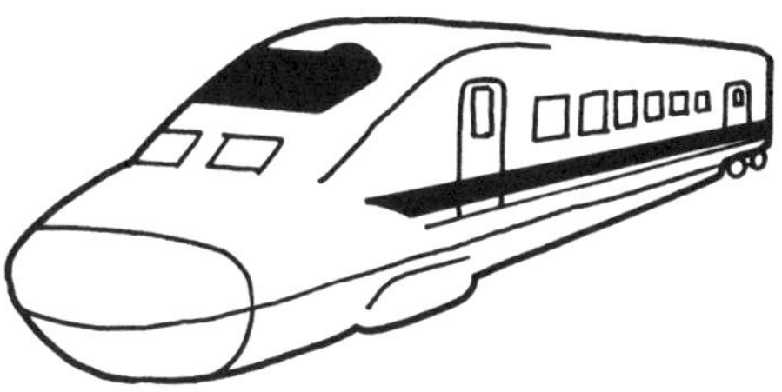

わ [wa]

わ（語頭）

わし	わた	わに	わかい
わかば	わかめ	わける	わゴム
わさび	わたし	わたす	わたる
わなげ	わらう	わるい	われる
ワイパー	わかさぎ	わがまま	わくせい
わくわく	わざわざ	わすれる	わたあめ
わっしょい	ワッフル	ワッペン	わりばし
わるくち	わんぱく	ワイシャツ	わすれもの
わたりどり	わらいごえ	ワンピース	わかりやすい

わ（語尾）

あわ	いわ	かわ	くわ
しわ	せわ	にわ	びわ
うきわ	うちわ	うつわ	うでわ
おがわ	くびわ	けがわ	シャワー
ちくわ	ちゃわん	でんわ	どうわ
はなわ	へいわ	ゆびわ	えんがわ
こわごわ	そとがわ	ちえのわ	つりかわ
ふわふわ	あまのがわ	むこうがわ	カリフラワー

わ（語中）

いわし	うわぎ	おわり	こわい
すわる	たわし	よわい	いいわけ
いじわる	うわばき	かわいい	かわせみ
くわがた	くわしい	こわれる	さわやか
しあわせ	なわとび	にわとり	ひまわり
むぎわら	めいわく	おおさわぎ	かしわもち
つなわたり	ねじまわし	まちあわせ	やわらかい

わ（文）

かわを わたる わたしぶね

にわの にわとり おおさわぎ

わりばしで ちくわを たべる

くわしい いいわけ あとまわし

ふわふわ わたあめ たべたいな

みんなで わけよう かしわもち

こわごわ わさびを つけてみる

さわぎの わけは わかりません

わがやは わいわい おおさわぎ

わざわざ でんわを ありがとう

かわるがわる えんがわに すわる

ちゃわんが われた わあ たいへん

われを わすれて ちえのわ あそび

うでわも ゆびわも わたしの たから

こわれた まどわく さわると あぶない

うちわを もって えんがわで ゆうすずみ

おがわの りょうがわに ひまわりが さく

くわがたは そわそわ せわしなく うごく

かわには わにが いるので とても こわい

わたしたちは おやつに びわを わけました

かわいい かわぐつは わたしの かわぐつです

なわとびが おわったら わになって すわろう

わたしの ワンピースは てざわりが やわらかい

しわしわの ワイシャツは アイロンで しわを のばします

ん [N]

ん（語尾）

パン	びん	うどん	えほん
かばん	キリン	ごはん	しゃしん
ずかん	ズボン	ふとん	プリン
ボタン	みかん	メロン	やかん
リボン	レモン	アイロン	あかちゃん*
いちばん*	エプロン	おうえん	カーテン
かいだん	クレヨン	こくばん	ざぶとん
じゃんけん	じゅんばん	スプーン	せっけん
そうだん	だいこん	にんじん	ふうせん
ペンギン	マラソン	もっきん	ゆうびん
ラーメン	ライオン	おかあさん*	ボールペン
アンパンマン*	しんかんせん	トランポリン	やすみじかん

ん（語中）

おんぶ	きんぎょ	けんか	こんど
さんぽ	せんしゅ	せんろ	だんご
たんす	でんき	でんしゃ	でんち
でんわ	トンボ	ねんど	パンダ
パンツ	まんが	みんな	りんご
えんそく	えんぴつ	かんむり	きかんしゃ
さんせい	しんごう	せんせい	たんぽぽ
てんぷら	トランプ	どんぐり	トンネル
ハンカチ	はんたい	ぶらんこ	ふんすい
べんとう	かくれんぼ	かんらんしゃ	こんにちは
シャボンだま	しんぶんし	たいおんけい	たんじょうび
ハンバーグ	プレゼント	うんどうかい	ごめんなさい

ん（文）

こんどは　けんちゃんの　ばんです
てんきが　だんだん　しんぱいに　なりました
おでんの　はんぺんと　こんにゃくが　すきです
ぶらんこは　みんなで　なかよく　じゅんばんに
おにいさんが　どんぐりを　たくさん　ひろった
しんぶんやさんが　しんぶんを　はいたつ　します
カレーパンを　はんぶん　おねえさんに　あげました
としょかんで　えほんを　たくさん　よんでもらった
さんりんしゃで　こうえんの　たんけんに　でかけた
きんいろや　ぎんいろの　かみで　かんむりを　つくりました
ボクシングの　せんしゅが　リングで　ばんざいを　しました
どうぶつえんで　パンダも　ペンギンも　キリンも　みました
しぜんこうえんで　どろんこになって　どろだんごを　つくりました
こんどの　たんじょうびには　おにんぎょうの　プレゼントが　ほしい
げんかんの　かびんに　たくさんの　カーネーションが　いけてあります
パンやさんで　あんパンと　ジャムパンと　クリームパンを　かいました
きょねん　おじいさんと　しんかんせんに　のって　おんせんに　いった
でんきやさんで　かいちゅうでんとうの　でんちを　さんぼん　かいました
ふだんの　トレーニングには　トランポリンや　ランニングを　しています
びょういんに　にゅういん　するときに　まんがを　さんさつ　もっていった
おかあさんは　ごはんが　すんでから　ハンカチに　アイロンを　かけました
おこさまランチには　チキンライスと　ハンバーグと　プリンが　のっていました
タンバリンと　トライアングルと　シンバルと　もっきんを　えんそう　しました
ようちえんの　えんそくには　せんせいや　おとうさんや　おかあさんも　いきます

◆構音訓練に活用しやすい語・句・文のヒント

1. 序数詞・助数詞・系列関係にある語などを利用する

①序数詞

1, 2, 3, ……, 11, 12, ……, 21, 22, ……, 100, 101, ……

い	1, 11, 21, 31, …	し	4, 14, …, 44, …	な	7, 17, …, 77, …
きゅ	9, 19, …, 99, …		7, 17, …, 77, …	に	2, 12, 22, 32, …
く	6, 16, …, 66, …	じゅ	10, 11, …, 22, …, 32, …	は	8, 18, …, 88, …
	9, 19, 29, 39, …	ち	1, 11, 21, 31, …	ひゃ	100, 101, …, 200…
ご	5, 15, …, 55, …		7, 17, 27, 37, …	よ	4, 14, …, 44, …
さ	3, 13, 23, 33, …		8, 18, 28, 38, …	ろ	6, 16, …, 66, …

②助数詞

序数詞と組み合わせて用いる（例：1かい，2かい，3かい，……）．
組み合わせる際には，数詞によって語音が変化する場合があることに留意する．

い	○回　○階　○位 ○枚　○杯　○台	じ	○時　○時間	は・ば・ぱ	○杯　○半　○番
		せ	○センチ	ひ・び・ぴ	○匹
え	○円	そ	○足	ふ・ぷ	○分
か	○回　○階 ○時間　○カップ	だ	○台	ぺ	○ページ
		ち	○センチ	ほ・ぽ・ぽ	○本　○歩
き	○キロ　○匹	つ	○冊　○粒 ひとつ，ふたつ，…	ま	○枚
きゅ	○級			め	○メートル
く・ぐ	○組　○グラム	と・ど	○頭　○度	ろ	○キロ
さ	○冊　○歳	に	○人	わ	○羽
しゅ	○週	ね	○年　○年生		

③系列語・複合語・句の例

ようび	月曜日　火曜日　水曜日　木曜日　金曜日　土曜日　日曜日
いろ	黄色　朱色　桃色　水色　空色　紺色　茶色　黄土色　灰色　鼠色　藤色　肌色…
ゆび	親指，人差し指，…，小指　／　お父さん指，お母さん指，…，赤ちゃん指
さん	○○さん　お母さん　お父さん　お姉さん　お兄さん
ちゃん	○○ちゃん　赤ちゃん　おじいちゃん　おばあちゃん
せんせい	○○先生
ひ	○○の日　父の日　母の日　こどもの日　体育の日　みどりの日

掛け算の九九
色＋動物・日常品　例：黒いねこ
　　　　　（いぬ　かさ　くつ　ぼうし　くるま　じどうしゃ　ばす　椅子　鉛筆）

「か」	かば，かえるなど＋身体部位（○○の目・耳・鼻）　○○の傘
	かわいい○○　　○○の中　　○を買った
「が」	○○が　寝てる　　○○が　通る
「き」	黄色い○○　　きれいな○○　　大きい○○　　○○の時　　○○へ行きました
	○○を書きました　　○○が咲きました　　○○を聞きました
	すき，きらい（例：「りんご　すき？」「なし　きらい？」など質問して答えさせる）
「く」	○○の靴（例：お母さんの靴）
「じゅ」	○○ジュース
「す」	○○スープ（例：かぼちゃスープ）　○○がすき
「ぜ」	○○ゼリー
「ち」	小さい○○
「と」	○○と○○（例：トマトとトンボ）
「ぷ」	くまのぷーさん　　ぷーの○○　　○○しているぷー

2. **家族，友達，ペット，アニメ等のキャラクター，商品などの身近な固有名詞を利用する**

　　アンパンマン　ドラえもん　ミッキーマウス　○○ちゃん

3. **ことばあそびうた，かぞえうた，えかきうた，童謡，詩などを利用する**

　　例：ずいずいずっころばし　おせんべやけたかな　げんこつ山のたぬきさん
　「か行」　かくれんぼ　ゆうやけこやけ　がっこう　かえるのうた　はるがきた
　　　　　　きらきらぼし　こぎつね　もりのくまさん　からす
　「たてと」　ひらいたひらいた　とんぼのめがね　たきび
　「つ」　かたつむり　　「さ行」　たなばたさま　チューリップ
　「ちゃ」　おもちゃのチャチャチャ　　「しょ」　おしょうがつ

4. **本**

　しっぽのはたらき，おおきなかぶ，かばくん，おつきさまこんばんは，たまごのあかちゃん，くろねこかあさん，きんぎょがにげた，ぞうくんのさんぽ，ちいさなさかな，いやだいやだの絵本，あーんあんの絵本，かぶさんとんだ（福音館書店）
　とりかえっこ（ポプラ社）
　11ぴきのねこ，ぶたたぬききつねねこ，こぐまちゃんシリーズ（こぐま社）
　ノンタンシリーズ，たんたんのずぼん，たんたんのハンカチ，からすのパンやさん（偕成社）
　かくしたの　だあれ，たべたの　だあれ，しっぽ（文化出版局）
　こねこのおんぶ，ごろ　ごろ　ごろ，チューチューこいぬ（BL出版）
　いないいないばあ，さつまのおいも（童心社）
　おやすみなさいおつきさま（評論社）
　ながい　ながい（絵本館）
　でんしゃでいこう　でんしゃでかえろう（ひさかたチャイルド）
　あいうえおばけ（少年写真新聞社）
　あいうえおってなにぬねの？（大日本絵画）

5. **かるた**

　だるまちゃんかるた，ぐりとぐらかるた（福音館書店），おばけのかるた（岩崎書店），ことばのえほん　あいうえおかるた（絵本館），アンパンマンにこにこかるた（フレーベル館），ピーマン村かるた（童心社）

イラスト索引

音の語内位置は以下のとおり表記
語頭：ゴシック体
語尾・語中：明朝体

【あ】
アイスクリーム 21
あかちゃん 21

ピアノ 165

【い】
いす 125
いちご 21
いるか 21

アイスクリーム 21
こいのぼり 49
さいころ 81
サンドイッチ 109
すべりだい 81
タイヤ 189
だいこん 109
トイレ 101
ネクタイ 121
フライパン 137
やきいも 189
ライオン 205

【う】
うさぎ 21
うし 21
うどん 109

【え】
えび 21
エプロン 21
えんぴつ 125

つくえ 125
ぬりえ 121

【お】
おに 21
おばけ 21

ライオン 205

【か】
かに 121
かば 49
かぶとむし 151
かめ 49
カレンダー 109
カンガルー 205

あかちゃん 21
いるか 21
しか 81
しんかんせん 205
パトカー 165
めだか 179

【き】
きつね 49
キリン 125
きんぎょ 49

ケーキ 125
たぬき 101
つなひき 101
のりまき 121
ほうき 137
まめまき 179
もちつき 179
やきいも 189
ゆきだるま 189

【く】
くま 49

クレヨン 189

アイスクリーム 21
さくらんぼ 205
つくえ 125
てぶくろ 101
ネクタイ 121
マスク 179
リュックサック 205

【け】
ケーキ 125
けむし 49

おばけ 21
バケツ 151
ロケット 205

【こ】
こいのぼり 49
こま 49

がっこう 53
さいころ 81
だいこん 109
チョコレート 101
ひよこ 189
ふでばこ 109
ブランコ 151
ヘリコプター 137

【きゃ】
キャベツ 49

【きょ】
きょうりゅう 49

【が】
がっこう 53

カンガルー 205
ながぐつ 53

むしめがね 179

【ぎ】
ギター 53

うさぎ 21
かぎ 53
ペンギン 165
やぎ 189

【ぐ】
グランドピアノ 165
グローブ 53

ジャングルジム 81
どんぐり 109
ながぐつ 53
にゅうどうぐも 189

【げ】
ゲーム 53

わなげ 53

【ご】
ゴリラ 53

いちご 21
しんごう 53
だんご 109

【ぎゅ】
ぎゅうにゅう 189

【ぎょ】
ギョーザ 53

きんぎょ 49

【さ】
さいころ 81
さいふ 125

さくらんぼ 205
さめ 179
サンドイッチ 109

うさぎ 21
はさみ 179
リュックサック 205

【し】
しか 81
しんかんせん 205
しんごう 53

うし 21
かぶとむし 151
けむし 49
てんとうむし 101
はブラシ 137
ぼうし 151
むしめがね 179

【す】
スプーン 125
すべりだい 81
スリッパ 165

アイスクリーム 21
いす 125
なす 121
ポスト 165
マスク 179
りす 205

【せ】
せんせい 81

しんかんせん 205
ソーセージ 81

【そ】
ソーセージ 81
そば 151

ざるそば 151

【しゃ】
シャボンだま 81
しょうぼうじどうしゃ 81
じてんしゃ 81
でんしゃ 109

【しょ】
しょうがっこう 53
しょうぼうじどうしゃ 81

【ざ】
ざるそば 151

ギョーザ 53

【じ】
じてんしゃ 81

ジャングルジム 81
しょうぼうじどうしゃ 81
ソーセージ 81
にんじん 121
ひつじ 137

【ず】
チーズ 101
ねずみ 121

【ぞ】
ぞう 81

【じゃ】
ジャングルジム 81

パジャマ 165

【た】
タイヤ 189
たぬき 101

たなばた 101
たんぽぽ 125

ギター 53
ネクタイ 121
ぶた 151
ヘリコプター 137
ほたる 137
ボタン 151

【ち】
チーズ 101
ちりとり 205

いちご 21
サンドイッチ 109
ベンチ 151
みつばち 179
もちつき 179

【つ】
つくえ 125
つなひき 101
つめ 101

えんぴつ 125
きつね 49
キャベツ 49
てつぼう 125
ドーナツ 109
ながぐつ 53
バケツ 151
ひつじ 137
みつばち 179
もちつき 179

【て】
てつぼう 125
てぶくろ 101
テレビ 125
てんとうむし 101

じてんしゃ 81

【と】
トイレ 101
とんぼ 101

かぶとむし 151
チョコレート 101
ちりとり 205
てんとうむし 101
なわとび 121
にわとり 121
ノート 121
パトカー 165
ポスト 165
ポット 165
ヨット 189
ロケット 205

【ちゃ】
ちゃわん 205

あかちゃん 21

【ちょ】
チョコレート 101

【だ】
だいこん 109
だんご 109

カレンダー 109
シャボンだま 81
すべりだい 81
ビーだま 151
めだか 179
ゆきだるま 189

【で】
でんしゃ 109
でんわ 109

ふでばこ 109

【ど】
ドーナツ 109
どんぐり 109

うどん 109
グランドピアノ 165
サンドイッチ 109
しょうぼうじどうしゃ 81
にゅうどうぐも 189
ベッド 151

【な】
ながぐつ 53
なす 121
なわとび 121

たなばた 101
つなひき 101
ドーナツ 109
はなび 137
わなげ 53

【に】
にわとり 121
にんじん 121

おに 21
かに 121

【ぬ】
ぬりえ 121

たぬき 101

【ね】
ネクタイ 121
ねずみ 121

きつね 49
ふね 137

むしめがね 179

【の】
ノート 121
のりまき 121

こいのぼり 49
ピアノ 165

【にゅ】
にゅうどうぐも 189

ぎゅうにゅう 189

【は】
はさみ 179
はなび 137
はブラシ 137

【ひ】
ひつじ 137
ひまわり 137
ひよこ 189

つなひき 101

【ふ】
ふでばこ 109
ふね 137
フライパン 137

さいふ 125

【へ】
へび 137
ヘリコプター 137

【ほ】
ほうき 137
ほたる 137

【ば】
バケツ 151

おばけ 21
かば 49
ざるそば 151
そば 151
たなばた 101
ふでばこ 109
みつばち 179

【び】
ビーだま 151

えび 21
テレビ 125
なわとび 121
はなび 137
へび 137
ゆびわ 189

【ぶ】
ぶた 151
ブランコ 151

かぶとむし 151
グローブ 53
てぶくろ 101
はブラシ 137

【べ】
ベッド 151
ベンチ 151

キャベツ 49
すべりだい 81

【ぼ】
ぼうし 151
ボタン 151

こいのぼり 49

さくらんぼ 205
シャボンだま 81
しょうぼうじどうしゃ 81
てつぼう 125
とんぼ 101

【ぱ】
パジャマ 165
パトカー 165

スリッパ 165
フライパン 137

【ぴ】
ピアノ 165
ピーマン 165

えんぴつ 125

【ぷ】
プール 165
プリン 165

エプロン 21
スプーン 125
ヘリコプター 137

【ぺ】
ペンギン 165

【ぽ】
ポスト 165
ポット 165
ポリバケツ 151

たんぽぽ 125

【ま】
マスク 179
まめまき 179

くま 49

こま 49
シャボンだま 81
のりまき 121
パジャマ 165
ひまわり 137
ビーだま 151
ピーマン 165
ゆきだるま 189

【み】
みつばち 179
みみ 179

ねずみ 121
はさみ 179

【む】
むしめがね 179

アイスクリーム 21
かぶとむし 151
けむし 49
ゲーム 53
ジャングルジム 81
てんとうむし 101

【め】
めだか 179

かめ 49
さめ 179
つめ 101
まめまき 179
むしめがね 179

【も】
もちつき 179
もも 179

にゅうどうぐも 189
やきいも 189
レモン 205

【や】
やきいも 189
やぎ 189

タイヤ 189

【ゆ】
ゆきだるま 189
ゆびわ 189

【よ】
ヨット 189

クレヨン 189
ひよこ 189

【ら】
ライオン 205

グランドピアノ 165
ゴリラ 53
さくらんぼ 205
はブラシ 137
フライパン 137
ブランコ 151

【り】
りす 205

アイスクリーム 21
キリン 125
こいのぼり 49
ゴリラ 53
すべりだい 81
スリッパ 165
ちりとり 205
どんぐり 109
にわとり 121
ぬりえ 121
のりまき 121
ひまわり 137
プリン 165

ヘリコプター 137

【る】
いるか 21
カンガルー 205
ざるそば 151
ジャングルジム 81
プール 165
ほたる 137
ゆきだるま 189

【れ】
レモン 205

カレンダー 109
クレヨン 189
チョコレート 101
テレビ 125
トイレ 101

【ろ】
ロケット 205

エプロン 21
グローブ 53
さいころ 81
てぶくろ 101

【りゅ】
リュックサック 205

きょうりゅう 49

【わ】
わなげ 53

ちゃわん 205
でんわ 109
なわとび 121
にわとり 121
ひまわり 137
ゆびわ 189

【ん】

あかちゃん　21
うどん　109
エプロン　21
えんぴつ　125
カレンダー　109
カンガルー　205
キリン　125
きんぎょ　49
クレヨン　189
グランドピアノ　165
さくらんぼ　205
サンドイッチ　109

シャボンだま　81
しんかんせん　205
しんごう　53
じてんしゃ　81
ジャングルジム　81
スプーン　125
せんせい　81
たんぽぽ　125
だいこん　109
だんご　109
ちゃわん　205
てんとうむし　101
でんしゃ　109

でんわ　109
とんぼ　101
どんぐり　109
にんじん　121
ピーマン　165
フライパン　137
ブランコ　151
プリン　165
ベンチ　151
ペンギン　165
ボタン　151
ライオン　205
レモン　205

あとがき

　ようやく本書を上梓する運びとなった．「改訂」の枠内で，できるだけ幼児にも理解しやすい語・文を選定し直す作業は，初版の時と同様に困難を伴うものであった．多くの語・文を収録したいという希望と，見やすさという観点から生ずる収録可能な語・文の数の制約との間で，サンプルとして適切な語・文はどのようなものかという点に全員が頭を悩ませた．

　平仮名・カタカナ表記にあたっては，複数の国語辞典・外来語辞典・カタカナ語辞典・生物学辞典・植物図鑑・動物図鑑・その他の用語辞典等を参照した．外来語，擬音語，擬態語，音便化などにより2つ以上の慣用表現が許容されている語の表記などについては意見の相違が見られたが，編集会議で検討を重ねて決定した．また，仮名表記であることから，最初に想定する語が異なることに起因した意見の相違がみられるなど，同音異義語の妙を改めて感じることもあった．

　各語音についての語・文とは別に，巻末に「構音訓練に活用しやすい語・句・文のヒント」のページを設けた．また，挿画も訓練に活用しやすいよう配慮した．

　構音訓練の際に用いる語や文は，個々の訓練対象者の年齢や興味などにあわせて選択することが望ましい．本書では収録できなかった人名，地名，アニメやゲームに登場するキャラクター名，流行語，ことば遊び的な造語などを取り入れることも有用と思われる．各対象者にあわせた訓練語・文のリストを作成する際に，本書に収録した語・文・挿画等を参照して頂ければ幸いである．

大平　章子

装幀：どいちはる

読者アンケートにご協力ください
[アンケート番号：3042]

構音訓練のためのドリルブック 改訂第2版

2006年7月21日　改訂第2版　第1刷発行
2025年5月1日　　　　　　第18刷発行

編著者　岡崎　恵子
　　　　船山美奈子
発行者　関川　　宏
発行所　株式会社協同医書出版社
　　　　東京都文京区本郷3-21-10　〒113-0033
　　　　電話(03)3818-2361　ファックス(03)3818-2368
　　　　郵便振替　00160-1-148631
　　　　URL　https://www.kyodo-isho.co.jp/
印刷・製本　横山印刷株式会社

ISBN4-7639-3042-7　　　定価はカバーに表示してあります

JCOPY〈(社)出版者著作権管理機構 委託出版物〉
本書の無断複写は著作権法上での例外を除き禁じられています。複写される場合は、そのつど事前に、(社)出版者著作権管理機構(電話 03-5244-5088, FAX 03-5244-5089, e-mail: info@jcopy.or.jp)の許諾を得てください.
本書を無断で複製する行為(コピー，スキャン，デジタルデータ化など)は，「私的使用のための複製」など著作権法上の限られた例外を除き禁じられています．大学，病院，企業などにおいて，業務上使用する目的(診療，研究活動を含む)で上記の行為を行うことは，その使用範囲が内部的であっても，私的使用には該当せず，違法です.
また私的使用に該当する場合であっても，代行業者等の第三者に依頼して上記の行為を行うことは違法となります.